JN269182

なるほど！失語症の評価と治療

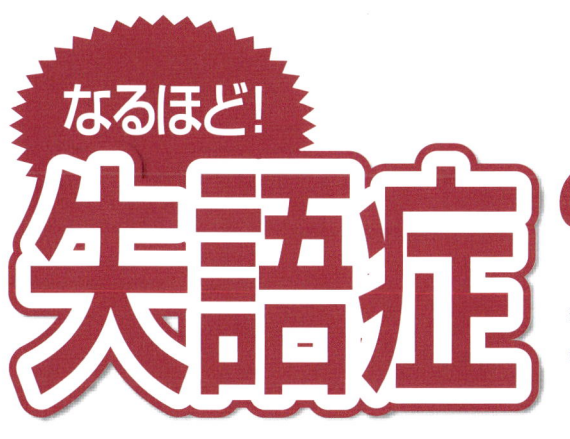

検査結果の解釈から訓練法の立案まで

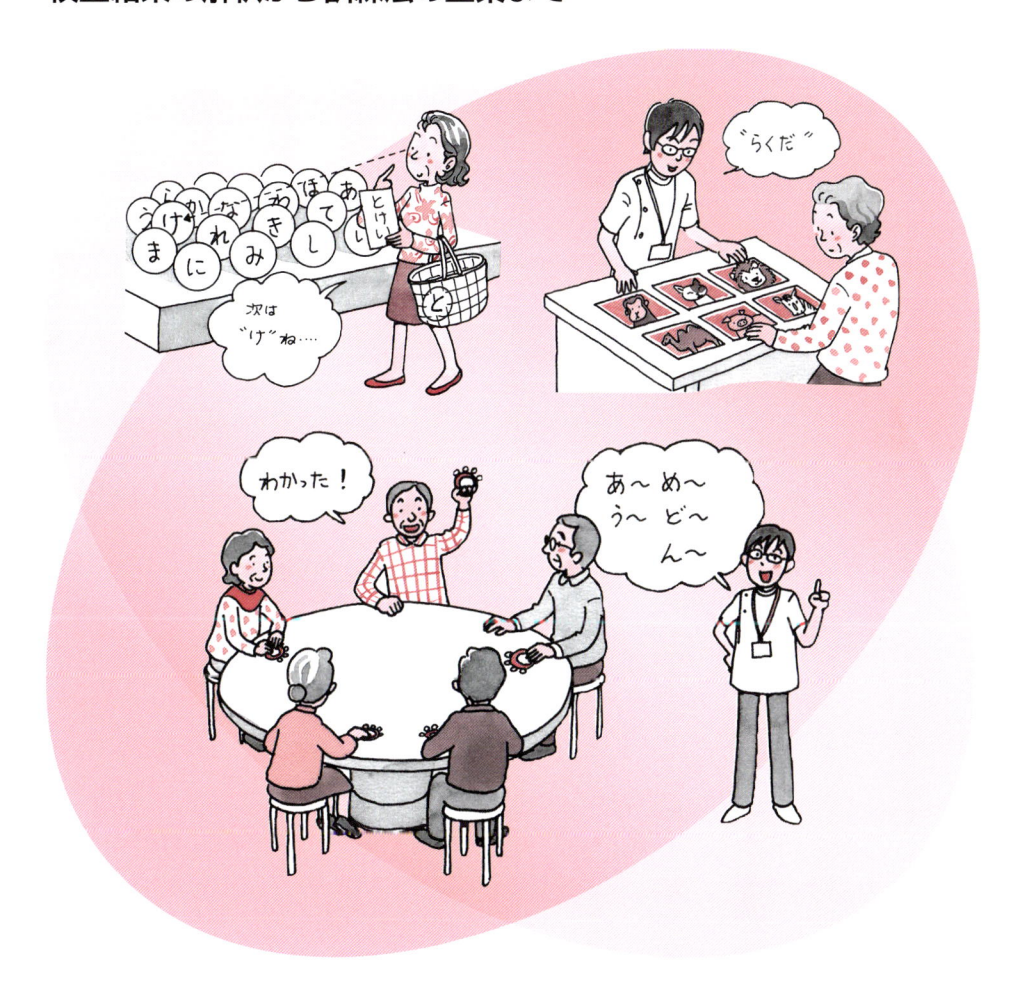

編著 小嶋知幸　市川高次脳機能障害相談室・武蔵野大学人間科学部

執筆 大塚裕一　熊本保健科学大学保健科学部リハビリテーション学科言語聴覚学専攻
　　 宮本恵美　熊本保健科学大学保健科学部リハビリテーション学科言語聴覚学専攻

金原出版株式会社

序　文

―「わかりやすさ」へのあくなき挑戦―

「正直言って、失語症ってよくわからない」

冒頭から恐縮ですが、これは、私がこれまで出会ってきた言語聴覚士（以下ST）養成校に在学中の学生さんおよび、若手のST諸氏からしばしば聞かされてきた率直な感想です。そのような声を耳にするたびに、私は、今後の自分の講義や講演の参考のために、必ず具体的な理由を聞くようにしているのですが、印象に残っているものをいくつか列挙してみると、①色々な人が少しずつ違うことを言っていて、どれが本当なのかわからない、②似たような用語がいくつもあって覚えにくい、③タイプ分類がよくわからないし、タイプ分類をしてもどのように訓練すればよいのかよくわからない、④「○○失語は理解が良好で、発話が不良」などと書いてあるけど、どのぐらい（の成績）なら良好と言っていいのかわからない、⑤流暢/非流暢の分類がよくわからない、などでした。

すでに本邦には、失語症に関する優れた教科書が多く存在しています。にもかかわらず、このたび、屋上屋を重ねるような形で、失語症をテーマに教科書を世に問うことにした理由（わけ）は、そのような若い世代の方々の疑問に対して、自分にどこまで答えられる力量があるのか、言い換えると、二十余年の臨床経験を通して、自分はどれぐらい失語症のことを理解できているのか、試してみたかったということに尽きるような気がします。

今からちょうど10年前、「失語症の障害メカニズムと訓練法」（新興医学出版社　2000年）という本を執筆する機会に恵まれましたが、その頃から、「失語症というものを、極力文献に頼らず、これまで巡り合った患者さんから教えていただいたことをベースに、どこまで平易なことばで説明することができるか」が、自分の中で重要なテーマの1つとなっておりました。

たまたま6年ほど前、日本高次脳機能障害学会主催による夏期教育研修講座（失語症コース）の立ち上げに関与させていただく機会にも恵まれ、以後毎年、運営のお手伝いをさせていただくとともに、講師の末席にも名を連ねさせていただいております。講師と参加者の心理的距離が遠くならないようにと、定員を100名程度に制限して始められたのですが、ふたを開けてみると、毎年受講希望者が殺到し、ある年などインターネット申し込み開始後約1日で満席となり、通常の申し込み開始を待っていた方々から苦情が寄せられるという事態も発生しました。そのようなわけで、定員に関する当初の方針はどこへやら、回を重ねるごとに増やさざるをえなくなり、昨年は定員を500名まで拡大しましたが、ほぼ満席状態でした。

このような状況を目のあたりにするにつけ、STの多くは、失語症に対して「よくわからない」とやや敬遠しながらも、その一方で、あるいは同時に、失語症について知りたい、学びたい、訓練ができるようになりたい、と切望していらっしゃるのではないか、と感じずにはいられませんでした。

また、私はこの夏期講座のほかに、ここ十数年は、毎年各県の言語聴覚士会からお招きいただいており、ざっと通算すると、少なく見積もっても3,000名ぐらいの方に、自分が患者さんから教わったことをお伝えする機会に恵まれた計算になるのではないかと思います。講義や講習会では、少し解説しては、該当する臨床場面を音声または映像で提示し、そして次の解説に進む、というスタイルを通しているのですが、終了後のアンケートや感想を見聞きする限り、この方法は多くの方に歓迎されているという印象を持っています。

　ST人口は、数年前に1万人を超え、なおかつ毎年千人単位で増え続けており、人数という面では直線的に充実の方向に向かっているように見受けられる今、ほんの少しばかり早くST人生をスタートし、多少の経験を積んだ世代がやらなくてはならないことは何でしょうか。

　おこがましさを顧みず、あえて言わせていただくなら、それは「臨床の知」の伝承ではないでしょうか。そして、特にSTに求められる伝承とは「はじめに諸家の学説ありき」、ではなく、「はじめに自分の臨床体験ありき」ではないでしょうか。

　そんなことを考えつつ、お声をかけて下さる所があればどこへでも参上し、失語症の評価と訓練の話をさせていただくという生活を続けていたところ、ある時、専門学校時代の1年後輩である大塚裕一先生（菊南病院）より、「失語症の検査結果の解釈のしかた」をテーマに本を書きたいのだけど監修をしてもらえないか、というお話をいただきました。色々と相談を重ねていくうち、「それならもう少し欲張って、失語症の評価と治療というテーマで、たとえ未熟なものであっても、われわれがこれまで患者さんから教えていただいたことをすべて吐き出そうではないか」、ということになりました。結果として、最初は監修を依頼されただけの私が、全面的に口出しをしてしまい、編集・執筆という形で、横槍を入れてしまう形になってしまいました。

　本書では、失語症の評価と訓練の考え方について、できるだけ具体的に、かつ、能力の限界まで、平易な文章で記載するように努めました。したがって、失語症を専門領域としない関連職種の方々にも抵抗なくお読みいただけると思っております。しかし内容的には、臨床現場の最前線でご活躍中のSTの先生方にもご参照いただける水準を目指したつもりです。

　本書は、基礎編、検査編、訓練編、症例編の4編で構成されています。まず基礎編では、地球上のあらゆる生物のなかで人間だけにみられる高度なコミュニケーション・システムである「ことば」と、「ことば」の障害である失語症を理解する上で欠かせない記号論の考え方について説明します。次に、検査編では、STにとっての共通のツールである総合的失語症検査を構成する、1）聴いて理解する（聴覚的理解）、2）文字を読んで理解する（読解）、3）話す（発話）、4）文字を書く（書字）、以上の4つの言語様式（以下、モダリティー）

それぞれの、情報処理の流れと、モダリティー相互の関わりについて、認知神経心理学的視点から、豊富なイラストや図表を活用して解説します。検査編をお読みいただくことで、総合的失語症検査に含まれる個々の下位検査がどのような言語情報処理過程を測定しており、得られた結果をどのように分析すればよいのか、そのノウハウを習得していただけるものと考えています。

続く訓練編では検査編で学んだ各言語モダリティーの情報処理過程のメカニズムをもとに、個々の処理過程が個別に障害された場合を想定した、障害メカニズム別タイプ分類を提示します。そして、障害された処理過程別の訓練法を紹介します。

最後に症例編では、訓練編で提示した理論を、共著者である大塚裕一先生、宮本恵美先生、執筆協力者である橋本幸成先生が実際のケースに適用した経過を解説しています。

ポイントとなる箇所には、理解を深めていただくためのチェックポイントを付けました。また、本書を教科書として使って下さる先生を想定し、講義終了後の学習確認テストのサンプルと、本文の中で紹介した訓練教材のサンプルを、付録といたしました。

冒頭に掲げた「わかりやすさへの挑戦」が、果たしてどこまで体現されているか、不安なしとしませんが、いずれにしても、現時点で私どもが失語症に関して理解していることは、ほぼすべて吐き出せたと思っております。経験豊富かつ、博覧強記の諸先生方からすると内容的に未熟で再検討すべき部分も多々見受けられることと思いますが、今後まだまだ成長したいと思っておりますので、ご高覧の上、忌憚のないご指導を賜ることができれば幸甚に存じます。

最後に、これまで私に、身を挺して失語症について教えて下さったすべての患者さんに心から感謝の意を表させていただきたいと思います。

本書が、若いST諸氏にとって、臨床の一助となればこれに勝る幸せはありません。

平成22年5月

小嶋　知幸

CONTENTS

序文―「わかりやすさ」へのあくなき挑戦― ...... *iii*

I章　基礎編 …1

1. 本書の目的 …… 1
2. 失語症を考える前に …… 4
   1. 「ことば」とは …… 4
   2. 記号―目の前にないものや、目には見えないことがらを指し示す道具 …… 5
   3. 記号の処理 …… 6
3. 記号から見た「言語モダリティー」そして「失語症」 …… 7
   1. 言語モダリティーと記号 …… 7
   2. 失語症と記号 …… 8

II章　検査編 …9

はじめに …… 9
   1. 総合的失語症検査について …… 9
   2. 失語症検査は何をみているの？ …… 11

1. 認知神経心理学的にみた下位検査の情報処理モデル …… 13
   1. 聴覚的理解（単語）―「猫はどれですか？」…… 13
   2. 呼称―「これは何ですか？」…… 17
   3. 復唱（単語）―「私の真似をして言ってください」…… 22
      - a) 音響ルート（模倣） …… 22
      - b) 非語彙的音韻ルート …… 22
      - c) 非意味的語彙ルート …… 25
      - d) 意味ルート …… 26
   4. 読解（単語）―「これ（文字）はどれですか？」…… 28
      - a) 音韻ルート …… 30
      - b) 語彙ルート …… 31
   5. 音読（単語）―「声に出して読んでください」…… 34
      - a) 音韻ルート …… 34
      - b) 語彙ルート …… 37
   6. 書称―「これは何ですか？書いて下さい」…… 39
      - a) 音韻ルート（音韻選択・配列を行った後、書字に至るルート） …… 39

   b) 非音韻ルート（音韻を介さず直接書字に至るルート） ……………………… 41
  7 書取―「私が言う通りに書いてください」 ………………………………………… 42
   a) 非語彙的音韻ルート ……………………………………………………………… 43
   b) 語彙ルート ………………………………………………………………………… 44
  8 まとめに代えて―文の処理 …………………………………………………………… 46
   a) 構文の理解 ………………………………………………………………………… 46
   b) 構文の産生 ………………………………………………………………………… 48
   c) 参考―失語症構文検査　試案Ⅱについて ……………………………………… 49

2　検査が終わったら ……………………………………………………………………… 53
 1 プロフィールを読もう―検査結果の解釈 ………………………………………………… 53
 2 プロフィールの読み方のポイント―理解面 ……………………………………………… 54
  a) 聴覚的理解と復唱の比較 …………………………………………………………… 54
  b) 読解と音読の比較 …………………………………………………………………… 55
  c) 聴覚的理解と読解の比較 …………………………………………………………… 56
 3 プロフィールの読み方のポイント―表出面 ……………………………………………… 57
  a) 呼称を中心に ………………………………………………………………………… 57
  b) 呼称と復唱、呼称と音読の比較 …………………………………………………… 57
  c) 呼称と書字（書称）の比較 ………………………………………………………… 58

3　さらに詳しく知るために―堀り下げ検査 ……………………………………… 61
 1 掘り下げ検査とは ……………………………………………………………………………… 61
 2 単語の聴覚的理解の掘り下げ検査 ………………………………………………………… 61
  a) 音響分析を調べる―語音弁別検査 ………………………………………………… 61
  b) 音韻照合を調べる―仮名の理解 …………………………………………………… 62
  c) 語彙照合を調べる―語彙性判断検査（聴覚提示）……………………………… 62
  d) 意味照合を調べる―単語の理解、類義語
   判断検査（聴覚提示）……………………………………………………………… 63
 3 単語の視覚的理解（文字理解）の掘り下げ検査 ………………………………………… 64
  a) 形態分析を調べる―文字弁別検査 ………………………………………………… 64
  b) 文字照合を調べる―文字/非文字弁別検査 ……………………………………… 65
  c) 語彙照合を調べる―語彙性判断検査（文字提示）……………………………… 65
  d) 意味照合を調べる―単語の理解・類義語判断検査（文字提示）……………… 66
 4 構文の理解の掘り下げ検査 ………………………………………………………………… 67
  a) 文構造の解析能力（パーシング）を調べる―文容認性判断検査 ……………… 68
  b) 文の構成素と意味役割との対応（マッピング）を調べる ……………………… 68
 5 表出面の掘り下げ検査 ………………………………………………………………………… 69

III章 訓練編 …75

1 訓練プランの立て方 … 75
1 基本的な考え … 75
2 非音韻ルートの訓練から音韻ルートの訓練へ … 76
3 訓練の難易度調整 … 77
4 代替コミュニケーション … 78
5 生活全体をみすえた訓練プラン … 78

2 個々の障害に焦点をあてた具体的な訓練プラン … 79
1 理解系―聴覚モダリティーを中心に― … 79
a) 音響分析障害（語音聾）に対する訓練 … 79
b) 音韻照合障害に対する訓練 … 80
c) 語彙照合障害に対する訓練 … 82
d) 意味照合（意味記憶の活性化）の障害に対する訓練 … 84
e) 構文理解障害に対する訓練 … 86
2 表出系―発話を中心に― … 88
a) 語彙選択（出力語彙辞書）の障害に対する訓練 … 88
b) 音韻選択（出力音韻辞書）の障害に対する訓練 … 89
c) 音韻配列（音韻出力バッファー）の障害に対する訓練 … 90
d) 構音運動プログラムの障害（アナルトリー）に対する訓練 … 91
e) 構文産生障害に対する訓練 … 92

IV章 症例編 …97

症例1：語彙選択障害に焦点を当てたアプローチ（1） … 98
症例2：語彙選択障害に焦点を当てたアプローチ（2） … 103
症例3：アラビア数字の錯読に焦点をしぼったアプローチ … 107
症例4：音韻選択障害および語彙選択障害へのアプローチ … 113
症例5：文字形態想起障害へのアプローチ … 117

学習確認テスト（サンプル） … 122
巻末付録 … 124
おわりに … 134

I 章 基 礎 編

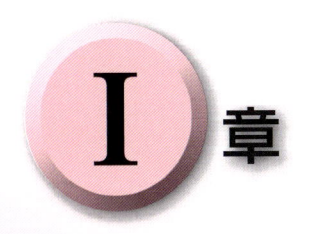

1 本書の目的

　本書は、治療理論の構築と実践（ノウハウ）ということを常に念頭において書かれた、失語症についての入門書です。「ことばというものをどのように捉えるか」、「失語症をどのように定義するか」、「そして失語症をどのように分類するか」、などの点に関して、従来の大脳病理学的な失語症候学とは異なる視点から失語症を捉えようとしています。しかし、それは従来の失語症候学に異を唱えるものではなく、ましてやそれを否定するものでもありません。

　19世紀の後半にはじまる大脳病理学は、言語をはじめとする高次脳機能の神経基盤を明らかにする道を歩きはじめ、20世紀の後半からは神経心理学と呼ばれるようになりました。非侵襲的に脳の内部を観察することを可能にしたCTスキャンの誕生を契機に、神経心理学は飛躍的に進歩を遂げることになります。21世紀を迎え、画像診断技術の進歩には目を見張るものがあり、今日では、脳の形態（静止画像）のみならず、特定の心理活動に伴う特定の脳活動の様子を美しいカラーの画像によって可視化することまで可能になっていることは、周知のことと思います。

　失語症（を含む高次脳機能）を、いまだ誰も頂上を征服したことのない最高峰の山に喩えるなら、以上のような脳科学の営みは、真正面から頂上を目指すルートと言うことができましょう。

　一方、失語症によって損なわれた言語機能を回復させるための、最適な治療方法を立案することこそが存在意義（アイデンティティー）であると言っても過言ではない、私たち言語聴覚士（以下ST）には、何としても見つけ出さなければならない別の登頂ルートが存在すると言えるのではないでしょうか。それは、「治療のための失語学」とでも言うべきルートです。これから本書でお読みいただく内容のすべては、まさにその「もう1つの登頂ルート探し」の試みです（図1）。

　例えば、症状についての捉え方で言いますと、大脳病理学における主たる関心事は「大脳のどこでその症状が生じているか」ということですが、私たちSTは、むしろその症状

をもたらしている原因（認知的メカニズム）を探ることに主眼を置く必要があります。そのためには、認知神経心理学的な考え方を避けて通ることができません。認知神経心理学については、後ほど詳しく述べますが、それは本書の理論的支柱となっている考え方です（p11参照）。認知神経心理学では、主たる関心事が「大脳がどのようにその機能を遂行しているのか」ということであるため、「機能と大脳の部位との対応（病巣論）」というテーマからは、いったん離れることもやむなしと

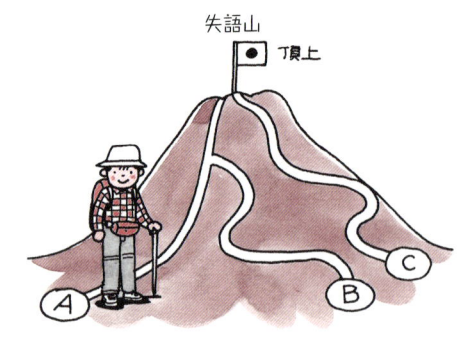

図1 本書の目的はもう一つの登頂ルート探し

いう考え方に立っています。そのため、大脳病理学的立場からは、しばしば「もっと神経基盤を重視すべきだ」とのご批判をいただくのですが、筆者らは、大脳病理学も認知神経心理学も目指す頂上は同一であり、いつか必ず両者の成果が融合する日がくると信じています。また、いったん病巣論を棚上げしたはずなのに、認知神経心理学的に得られた知見が、意外なほどに大脳病理学的知見とも矛盾しない結果となっていることも事実です。

　さて、首尾一貫して本書を通徹している認知神経心理学的アプローチについて、詳しくは本編に譲るとして、概要をざっと俯瞰してみましょう。

　まず、ある症状に出会った際、第一歩としてその症状の原因となりうる認知プロセスを考えることが特に重要となります。もちろん原因がいきなり1つに絞られるわけではありません。例えば失語症検査の単語の聴覚的理解の項目で、患者さんが誤った反応を示したとします。ここで考えられるのは、「聴力障害で耳が聞こえないのかもしれない」「聴力障害はないが、語音認知能力が障害されているのかもしれない」、さらには「語音認知能力は障害されていないが、語彙や語義のレベルで障害されているのかもしれない」など、さまざまな可能性（仮説）が挙げられます。

　次に必要な作業は、列挙された複数の仮説を絞り込んでいき、症状をもたらしている原因としてもっとも「確からしい」仮説に到達することです。そのためには、第一段階で列挙した複数の仮説を、一つひとつ消去していく作業が必要になります。上記の例で考えますと、その患者さんが、後ろから声をかけられた時には振り向いたとか、純音聴力検査の結果は正常範囲であったという新たな事実が確認されれば、単語の聴覚的理解で誤った原因として、聴力障害という仮説の1つは否定され、別の原因により理解ができなかったということになります。このようにして徐々に仮説を絞り込み、最終的に残ったものがその症状の原因としてもっとも確からしい障害メカニズムとなります（ただし、常に100％確かな障害メカニズムに到達できるとは限りません）。このような考え方こそが本書の基盤となる認知神経心理学的な失語症分析の考え方です。

　失語症を習得するために、古典分類に代表されるような大脳病理学的視点からの失語症のタイプ分類を覚えることや、「錯語」「失文法」「再帰性発話」などの、専門用語を覚えることはもちろん大切です。しかし「治療のための失語学」にとっては、「症状（現象）の

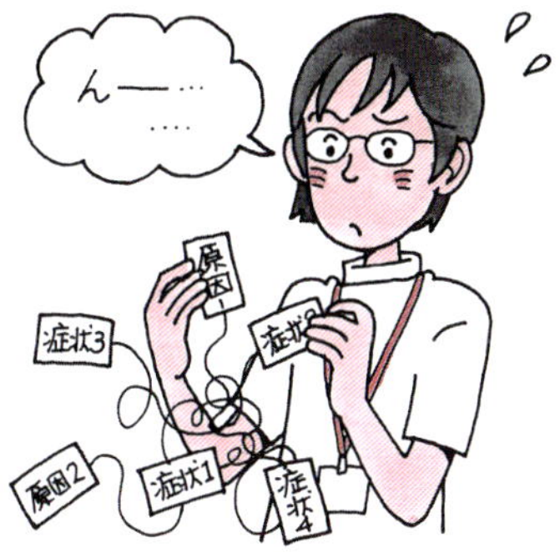

図2 症状の背景にひそむ謎を解こう

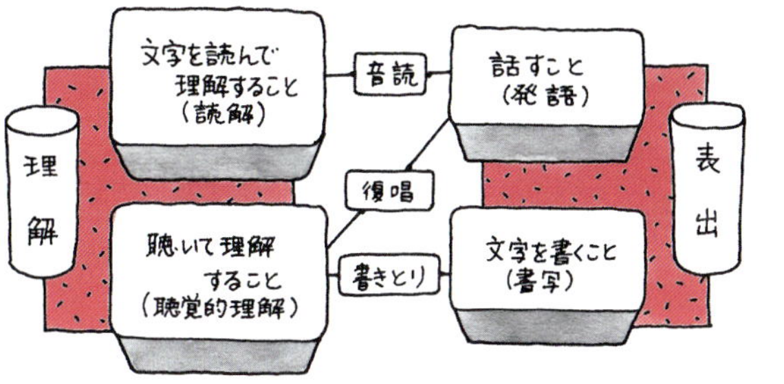

図3 様々な言語モダリティー

背景にある障害メカニズムを探れるようになること」、言い換えると「ほぐれた糸を解きほぐすこと」、あるいは「謎解きができるようになること」こそがもっとも重要なことなのです（図2）。

　ことばには、大きく分類すると、①聴いて理解する（聴覚的理解）、②文字を読んで理解する（読解）、③話す（発話）、④文字を書く（書字）、以上の4種の言語様式（以下、言語モダリティー）があり、それらはさらに細かいいくつかの下位のモダリティーから構成されています。それらの中には、日常のコミュニケーション生活の中ではあまり遭遇することのないものも含まれています。例えば文字を声に出して読む（音読）、言われたとおりにまねして言う（復唱）、言われたとおりに書き取る（書取）などです。そして、総合的失語症検査ではそれらの下位のモダリティーまでが検査項目に含まれています。なぜこのような細かい検査項目が含まれているのかは後述することにして、それぞれのモダリティーにおける言語情報の流れはどのようになっているのか、また、異なるモダリティー間にはどのような共通点・相違点・関連性があるのかなどを、認知神経心理学的観点から学ぶことが、本書での重要な課題となります（図3）。

　また、本書では、STの養成課程における「失語症演習」での使用も想定し、要所に「チェックシート」を挿入し、学生の皆さんの理解度を確認できるようにしています。また、巻末に付録として、学期末テストの例や、本文中で紹介した訓練アイデアのサンプルを掲載してあります。教員の先生方と学生さんが一緒になって大いにブレイン・ストーミングを行っていただきたいと思います。また、若い言語聴覚士の皆さんには、勉強会や症例検討会などで、それらを参考に活発な議論を交わしていただければと思います。

2　失語症を考える前に

1 「ことば」とは

　これから本書を通して失語症の評価と治療についての理論と実践を学ぶわけですが、「ことば」の障害である失語症について考える前に、そもそも「ことば」とは一体いかなるものなのか、そして「ことば」があることでどのようなことが可能になるのか、ということを確認しておく必要があります。
　「ことばとは何ですか？」
　何をいまさら、とお感じになるかもしれません。でも一度はこの問いに立ち返って、クラスメートや仲間といっしょに考えてみる価値がありそうです。ことばとは何かと問われて、多くの人はまず「コミュニケーションの手段」と答えるのではないでしょうか。「自分の考えを相手に伝える」「気持ちを伝え合う」なども、ほぼ同様な答えだと思います。
　ほかには何かないでしょうか。自分の外側の世界ばかりに目を向けず、自分の内側にも目を向けてみてください。もし、コミュニケーションをとる相手が誰一人いない無人島に行ったならば、ことばは不要なのでしょうか。そうではないですよね。ことばが自分自身に向かうとき、それは「思考」になります。そうです。ことばは「思考」の道具でもあるのです。
　この2つを答えられたら、とりあえずこの問いはクリアしたと言えましょう。「ことば」は、外側に向かえばコミュニケーションの手段、内側に向かえば思考の道具ということになるのですが、このことを少し視点を変えて見てみましょう。コミュニケーションの手段であれ、思考の道具であれ、いずれにしてもことばがあることによって、「目の前にないもの」「目には見えないことがら」を話題にすることが可能になる、と言えるのではないでしょうか。
　仮に、「りんご」というテーマを例にとってみましょう。もし、見える範囲（あるいは手の届く範囲）にりんごがあるなら、「(その)りんご」と言う代わりに指差せば事足りるかもしれません。しかし「昨日のりんご」を、ことばを用いずに話題にすることは難しいでしょう。抽象的な概念になるとさらにことばの必要性がよくわかります。「君の将来の夢」、このようなことがらはどうやってもことばを用いずに話題とすることは不可能でしょうし、自分1人で「思考」することさえできないでしょう。そこで、本書ではとりあえず
　　ことばとは、目の前にないものや、目には見えないことがらを他者と共有したり、思考の対象とすることのできる道具の1つ
　と、定義してみます。
　そして次に、目の前にないものや、目には見えないことがらを指し示す道具全般について考えてみたいと思います。

2 記号—目の前にないものや、目には見えないことがらを指し示す道具

前項で、「ことばとは、目の前にないものや、目には見えないことがらを他者と共有したり、思考の対象とすることができる道具の1つ」と定義しました。

ところで、われわれ人間はことば以外にも、目の前にないものや、目には見えないことがらを指し示す便利なツールを使いこなしている動物です。そのツールとは「記号」と呼ばれるものです（図4）。

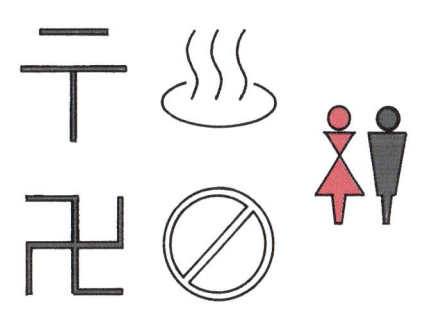

私たちの社会は、実に様々な記号であふれかえっています。たとえば、信号の赤い点灯は「危険！」あるいは「渡るな！」という、目には見えないメッセージを指し示しています（図5）。またご存知のように、地図上で「卍」という記号は「寺院」というメッセージを指し示しています。実際に目の前にお寺が建っていなくても、地図上にこの記号を見た人の脳の中には「寺院」のイメージが想起されます（ここでイメージと記載したのは、厳密に言うと「意味」のことなのですが、それはまた後に詳しく述べることにします）。

図4 記号—目の前にないものや、目には見えないことがらを指し示す道具

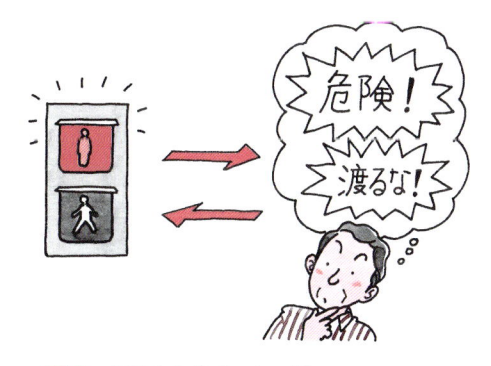

図5 記号からのメッセージ

実は、「ことば」というのも、広い意味での記号の一種なのです。ですから「ことば」について理解するためには、まず記号の構造について学ぶことが必要となります。そこで少しばかり記号についての基本的な事項について触れておきます。まず記号のしくみを（図6）に示しました。図からおわかりのように、記号は「指し示すもの」と「指し示されているもの」の2つの側面から成り立っています。本来、この図全体の構造を記号と呼ぶべきなのですが、日常私たちが「記号」ということばで理解しているのは左側の「指し示すもの」のことだと思いますので、本書ではこれを狭義の記号と呼ぶことにします。フランスの言語学者ソシュール（1857-1913）のsignifiant（シニフィアン）とsignifié（シニフィエ）という用語は、皆さん少なくとも一度は聞かれたことがあるかと思います。signifiantは「示す」という意味を持つ動詞signifierの現在分詞であり、「指し示している」

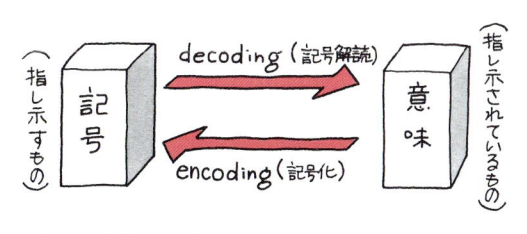

図6 記号のしくみ

という意味で用いられ、signifié は過去分詞で「指し示されている」という意味で用いられています。

3 記号の処理

「指し示している」「指し示されている」という2つの側面からなる記号というシステムは、2方向に処理されることによってはじめてその役割を果たします。そのうちの1つは、左側から右側へ向かう処理、すなわち「指し示している」もの（狭義の記号）を受け取って、「指し示されている」メッセージを解読する処理です。これを本書では **decoding（記号解読）** と呼びます。具体的に説明しますと、外界から入ってきた音声や文字などの刺激に対して何らかの処理をほどこし、脳が「ああ、わかった」「ああ、あれだ」という心理状態を呈する過程です。もう1つは、右側から左側へ向かう処理、すなわち伝えたいと思うメッセージを、人にわかる形で「指し示す」処理です。このとき、人にわかる形にするための、何らかの規則が必要となります。これを本書では **encoding（記号化）** と呼びます。図6で示したように decoding と encoding は相互に逆方向の処理になります。

本書では、いたずらに専門用語を用いたり外国語を用いることは慎む方針をとっていますが、decoding と encoding という用語だけは、最後まで本書の根幹をなす重要な用語になりますので、ぜひとも覚えていただきたいと思います。

3 記号から見た「言語モダリティー」そして「失語症」

1 言語モダリティーと記号

　私たちのことばには「聴いて理解する（聴覚的理解）」「文字を読んで理解する（読解）」「話す（発話）」「文字を書く（書字）」など、様々な言語モダリティーがあることはすでに述べました。

　ここではそれら言語モダリティーを、今述べた decoding（記号解読）と encoding（記号化）という記号処理の視点から整理したいと思います。

　まず decoding には、「聴覚的理解」と「読解」が該当します（図7）。

　次に encoding には、自分から話す「自発話」や自分から書く「自発書字」が該当します（図8）。

　ところで、絵や写真を見て名称を言う「呼称」や名称を書く「書称」、文字を声に出して読む「音読」、人の発声した言葉をまねして言う「復唱」などは、どのように位置づければよいでしょうか。このことを授業や勉強会で話題にすると、多くの方は「呼称・音読・復唱のいずれも言語の表出だから encoding だと思います」と答えるのですが、実は違います。これらはいったん decoding（記号解読）してから encoding（記号化）する往復処理なのです（図9）。た

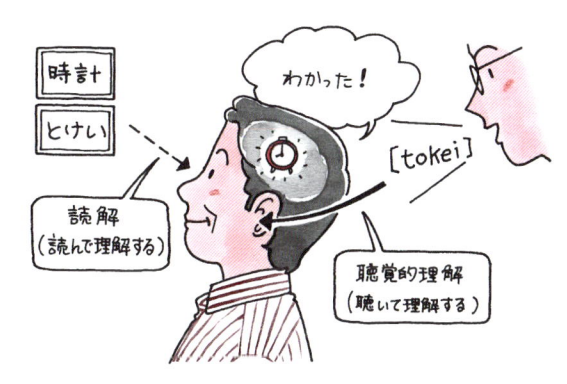

図7　decoding に該当する言語モダリティー

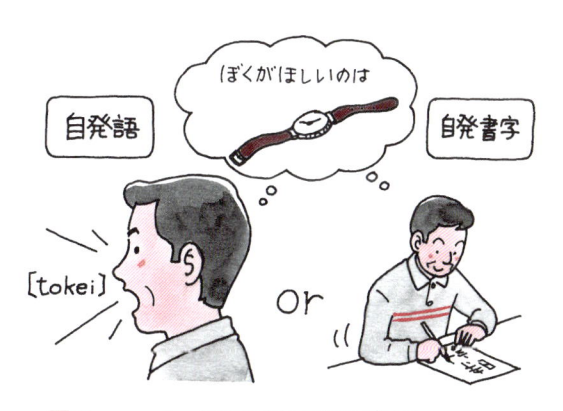

図8　encoding に該当する言語モダリティー

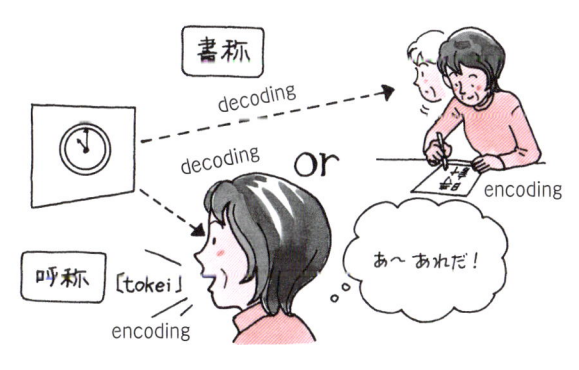

図9　いったん decoding してから encoding する言語モダリティー

だし、呼称において decoding される対象は、言語記号ではありません。「絵」「写真」などの、非言語的記号です。音読の場合には、いったん文字の意味を decoding してから音声という形式で encoding することになりますし、復唱では、いったん聞き取った音声の

意味を decoding してから、今度は自分の音声で encoding する処理ということになります。もちろん、失語症の場合には、意味を理解しないままの音読や復唱ということがありえるのですが、それについては後ほど詳しく説明します。ここでは、まず基本を押さえていただきたいと思います。

2 失語症と記号

従来、失語症は、大脳病理学的視点から「大脳に局在する言語中枢の、後天性の損傷に起因する、聴く・話す・読む・書く機能の障害」と定義されてきました。

一方、本書で説明してきた記号論の考え方から失語症を定義しなおしますと、

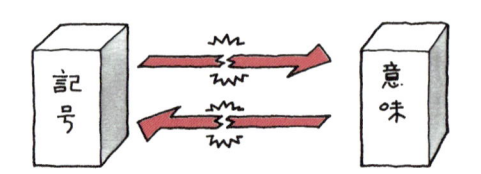

失語症とは、「言語という記号体系における、decoding および encoding の障害」ということになります。

図10 失語症とは「言語という記号体系における decoding および encoding の障害」

ここで重要なことは、失語症というものを decoding および encoding という2つの「処理」の障害として捉えていることです。言い換えると、図10 に示したように、記号と意味を結ぶ矢印の部分の障害として失語症を捉えているわけです。このことは何を意味するかというと、「指し示しているもの」それ自体（単語の記憶や文法の記憶）や、「指し示されているもの」それ自体（意味の記憶）の崩壊ではない、と考えているということです。この考え方、つまり失語症というものを「ことば」や「意味」自体の「喪失」とは考えない、ということが、訓練によって機能が回復することの論理的根拠を与えているのです。

本章の最後に、失語症の言語機能訓練についても、記号論の観点から定義しておきたいと思います。

失語症の言語機能訓練とは、**言語記号体系における decoding と encoding の処理障害を、何らかの方略で修復させようとする治療的介入**ということになります。その方略について、これから本書で学んでいきましょう。

注：以下本書では、原則として、ことばの音声としての側面を強調する場合は［　］、音韻としての側面を強調する場合には／　／を用い、ローマ字で表記しています。実際の会話を想定している場合は" "を用いています。文字を表わす場合には「　」、ことばの意味を表わす場合には『　』を用いています。

II章 検査編

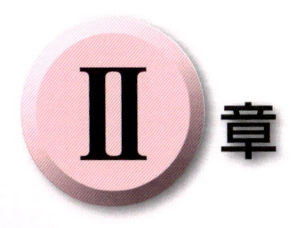

はじめに

1 総合的失語症検査について

　日本でよく知られている失語症の検査として代表的なものに、標準失語症検査(SLTA)、WAB失語症検査、失語症鑑別診断検査(老研版)などがあります。その内容は、①聴いて理解する(聴覚的理解)、②文字を読んで理解する(読解)、③話す(発話)、④文字を書く(書字)の、4種の言語モダリティーごとに大きく分かれており、さらに細かく、音読、書取、復唱などの下位のモダリティーが含まれています。ただし、検査によって含まれている項目内容は若干異なっています。たとえば、表1に示したように、標準失語症検査における「動作説明」(動作絵の説明)や「まんがの説明」(4コマ漫画の説明)、WAB失語症検査における「漢字の構造を聞いて語を認知する」「漢字の構造を言う」、失語症鑑別診断検査における「系列語」(連続している語、例えば曜日等の表出)や「聴覚的把持力」(言われた複数の単語や数字を順に指す)などは、それぞれの検査に特徴的な項目と言えます。

　いずれにしても失語症検査はただ単に実施するだけなら、数時間(長くても数日)の講習を受けるだけで誰にでもできる簡単な作業です。しかし、結果の解釈となるとこれが意外に難しいのです。それは、成績(正答率)が同じであっても同一の障害と解釈してよいとは限らないからです。例えば、単語の聴覚的理解の検査場面で、検査者の問題提示に対して「えっ？もう一度」と聞き返してくる人(ただし、聴力は正常)や、検査者が提示した単語を苦もなく復唱するにもかかわらず、間違った答えを指差す人など、障害のタイプによってその反応や誤り方は異なります。誤り方が異なるということは、障害のメカニズムが異なるということを示しています。障害のメカニズムが異なれば、行うべき訓練の方法が異なります。私たちSTにとって、患者さんの個々の障害メカニズムに応じた適切な訓練法の立案が行えることが、専門性の中核であると言えます。そのため、まず私たちは、検査の結果を解釈するためのスキルを身につける必要があります。

表1　総合的失語症検査の項目

課題		WAB	SLTA	老研版
●聴覚理解				
単語		日常物品（実物・絵）、図形、色、家具、身体部位、指、左右、数、漢字、仮名、仮名一文字	高頻度語（絵）	高頻度語（絵） 低頻度語（絵） 漢字、仮名、仮名一文字
文		はい・いいえで答える問題 継時的命令	短文の理解 口頭命令に従う	短文の理解
談話				物語の理解
●発話				
単語		物品呼称 語想起（動物） 文章完成	呼称 語の列挙（動物）	呼称（高頻度・低頻度） 系列語
文		会話での応答 質問に答える	動作説明	
談話		絵の叙述 質問に答える	まんがの説明	情景画の叙述
●復唱				
単語		復唱（語・句）	単語の復唱	
文		復唱	文の復唱	
●読み				
一文字		文字の弁別	仮名1文字の音読	仮名文字の音読
単語	（読解）	文字単語と物品の対応 文字単語と絵の対応 絵と文字単語の対応 漢字の構造を聞いて語を認知する	漢字単語の理解 仮名単語の理解	単語の視覚認知（漢字・仮名）
	（音読）		漢字単語の音読 仮名単語の音読	単語の音読（漢字・仮名）
文	（読解） （音読）	文章の理解 文字による命令文	短文の理解 書字命令に従う 短文の音読	短文の理解 指示に従う（文字） 短文の音読
談話				物語の理解
●書字				
一文字		五十音と数 文字と数を聞いて書く	仮名1文字の書取	系列語（数） 仮名文字の書取
単語	（書取） （自発）	単語の書取（漢字・仮名） 指示に従って書く（住所・氏名）	仮名単語の書取 漢字単語の書取 漢字単語の書字 仮名単語の書字	単語の書取（漢字・仮名） 単語の自発書字（漢字・仮名）
文	（書取） （自発）	短文の書取 写字	短文の書取	短文の書取 短文の自発書字 文字の再現
談話		書字による表現	まんがの説明	情景画の叙述

文献1）を参考

2 失語症検査は何をみているの？

　さきほど、失語症の検査はただ単に実施するだけなら簡単であるが、結果の解釈ができるようになるのは難しい、と述べました。本書を通して習得していただきたいことは、書名にも示されている通り、失語症検査の実施から結果の解釈を経て訓練法の立案に至る一連の流れです。「なるほど！」と納得していただきたいのです。それを身につけるためにどうしても避けて通れないことは、「その検査が何を測定しているのか」、言い換えると「その検査項目に正答するためには、どのような認知機能が必要なのか」ということを十分考える作業です。これは失語症に限ったことではなく、私たちの専門領域と言える高次脳機能障害の臨床全般について言えることです。

　検査編の中核とも言える次項では、失語症検査に含まれるほぼすべての下位検査項目（下位のモダリティー）について、一つひとつ考えていきたいと思います。その際ベースになるのが、認知神経心理学的な考え方です。

> ▲**認知神経心理学**　認知神経心理学（cognitive neuropsychology）は、1960 年代あたりから、主にアメリカではじまった学問領域ですが、筆者らがその単語を書籍や雑誌で目にするようになったのは 1980 年代だったと記憶しています。
> 　実は、それよりもう少し前、20 世紀後半、日本で言えば戦後ですが、心理学の中で、人間の知覚や精神活動全般を研究対象とする認知心理学という領域が生まれました。その背景には、コンピューター工学や情報科学の発展が大きく関与しています。コンピューター工学の 1 つでもある人工知能の研究では、コンピューターに、人間が行うような作業（例えば、文字の読み取りとか音声の認識など）をさせようとすると、どのようなプログラムが必要になるか、ということを考えます。それをもとに、認知心理学では、コンピューターがこのようなプログラムで人間と同じような作業を行えるということは、人間の脳の中にもこのような回路があるのではないか、と逆の類推をするわけです。
> 　では、認知「神経」心理学はというと、不幸にして脳に損傷を負ってしまった人の、様々な行動や反応を通して、本来の正常な脳の働きを、情報処理という視点から解き明かそうとし、さらに、リハビリテーションの方略をも探ることに重点を置く立場を取ります。ですから、われわれ高次脳機能障害の臨床に従事する者にとって、認知神経心理学はきわめて重要な学問であると言えます。
> 　認知神経心理学では、人間の脳が行っている様々な精神活動（言語・認知・行為など）を、とりあえず図式化して考えることからはじめます。別の教科書で、たくさんの四角い箱が矢印で結ばれた模式図（モデル）をご覧になった方も多いのではないでしょうか。本書でも随所に登場しますが、認知神経心理学ではこの「モデル」というものを重視します。このため、この考え方に対して批判的な人たちは、認知神経心理学者のことを、皮肉たっぷりに「作図屋（diagram maker）」と呼ぶこともあったようです。
> 　確かに認知神経心理学関係の文献に登場する「モデル」の中には、必要以上に煩雑で、机上の空論ではないのかと思わせるようなものが見受けられることも事実です。

　次項では、総合的失語症検査に含まれる一つひとつの下位検査について、認知神経心理学的モデルを作ってみたいと思います。その際、基本的な約束事を 2 つ設定したいと思います。1 つは、あくまでも実際に自分が体験した患者さんの様々な反応（言い誤り、読み誤り、書き誤りなど）を出発点として、どのようなモデルを作ればそれらの誤りを矛盾なく説明できるか、ということを常に念頭に置くということ。もう 1 つは、最初から完成されたモデルを作ろうとしない、ということです。どんなにベテランの臨床家であっても、これまで出会ったことのないような症状を持つ患者さん、言い換えると自分のモデルでは

説明のできないような障害メカニズムをもった患者さんに、将来出会うかもしれません。そのような時には、躊躇することなく自分のモデルを改定（アップデート）していけばいいと思います。臨床家というものは、どんなにたくさんの書物を通して知識を増やしたとしても、「実感」を持って理解することができるのは、自分がこれまで出会った患者さんから教えてもらった範囲のことだけだと思います。一生涯患者さんから教えていただきながら成長していくというスタンスを、決して忘れないようにしたいものです。

　さあ、皆さんもいっしょに考えてください。私たちの考えに賛同する必要はありません。"本当にそうなのかな？" "僕はそうは思わないな" などと、大いにつっこみを入れて下さい。どうぞ、食わず嫌いをなさらず、まずは私たちのモデルを「試食」してみてください。

＜認知神経心理学的モデルで用いる用語について＞
　本書に登場する認知神経心理学的モデルに関して、使われている記号および用語について定義しておきます。本書では、「照合」は、音声や文字など耳や目から入ってきた情報を、自分の脳内の記憶（鋳型）と照らし合わせる処理を表します。「選択」、「想起」、「配列」は、いずれも語彙や音韻や文字など、脳の中にある言語記号を表出する（出力する）ための処理を表します。また「変換」は、情報を、性質の違ったものへ「翻訳」する機能を表しています。「活性化」は、脳の中に貯蔵されている特定の項目（アイテム）が、処理されるために「意識（ワーキング・メモリー）」の場に呼び出されることを意味しています。

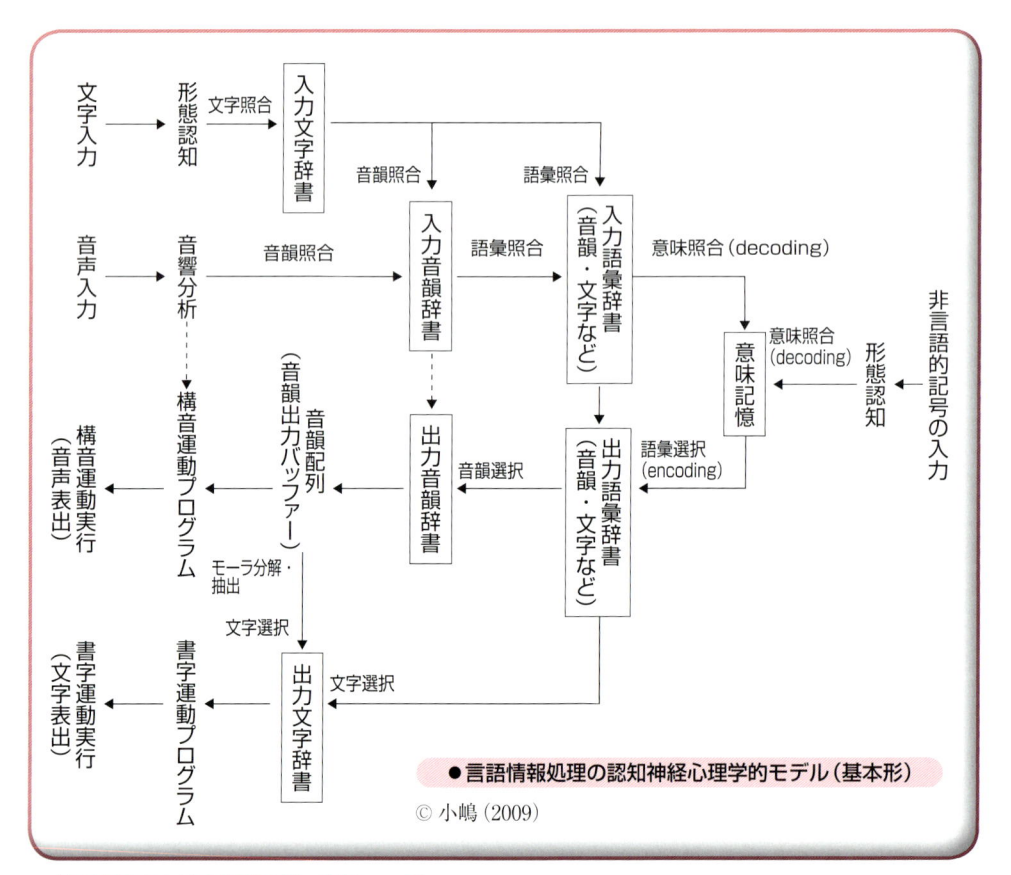

●言語情報処理の認知神経心理学的モデル（基本形）
Ⓒ 小嶋（2009）

〈本モデルにおける用語の使い方について〉
　本モデルには、「音韻辞書」と「語彙辞書」という2種類の「辞書」が含まれていますが、英語圏の言語情報処理モデル（ロゴジェンモデル）における「辞書」のレベルに相当するのはここでは「語彙辞書」です。本モデルでは「語彙」レベルの1つ下のレベルに音韻（モーラ）の貯蔵庫を想定しており、それに対して「入力（出力）音韻辞書」という用語を充てています。

1 認知神経心理学的にみた下位検査の情報処理モデル

1 聴覚的理解(単語)—「猫はどれですか?」

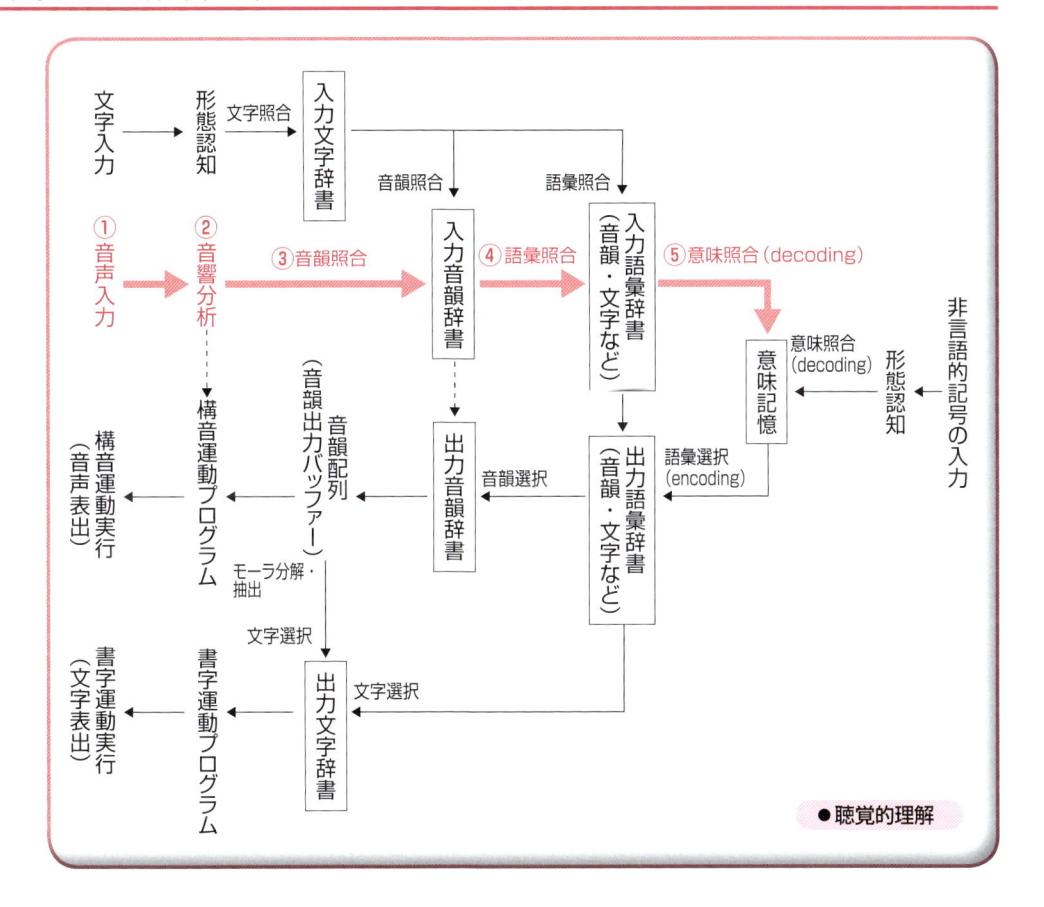

● 聴覚的理解

単語の聴覚的理解では、被験者の前に何枚かの絵を提示します。そして、検査者はその中からどれか1つの単語(例えば[ネコ])を言って、被験者に、目の前の選択肢の中から該当する絵を指差すことを求めます(図11)。

ここでは、他者の口から発せられた音声(単語)が自分の耳に到達してから、その意味が理解されるまでのプロセスを考えてみます。

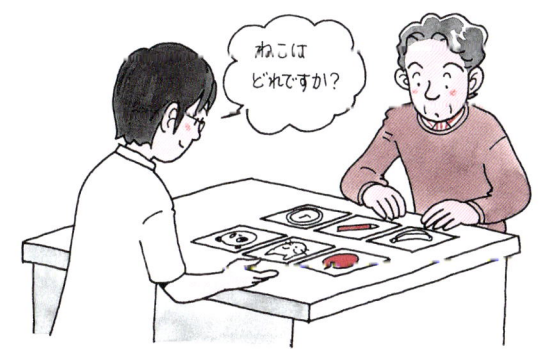

図 11 聴覚的理解

①音声入力（聴覚）

まず、検査者が発話した［neko］という音声は、空気の振動として被験者の鼓膜から耳小骨へと伝達され、内耳（蝸牛）で基本的な周波数分析が行われます。

この段階の障害　聴覚障害（伝音性難聴・感音性難聴など）です。内言語（language）の情報処理過程の障害ではありません。ここに問題のある患者さんに検査を行う際には、補聴器をつけていただくなど配慮が必要となります。

②音響分析

音は内耳（蝸牛）で電気信号に変換された後、蝸牛神経核→上オリーブ核→下丘→内側膝状体と、聴神経を上行し、側頭葉の1次聴皮質（横側頭回）に到達します。その間に、母音の弁別に必要な周波数特性（フォルマント構造）や、子音の知覚に必要な時間的変化に関する詳細な特徴分析が行われます。本書ではこの段階を「音響分析」と呼びます（図12）。

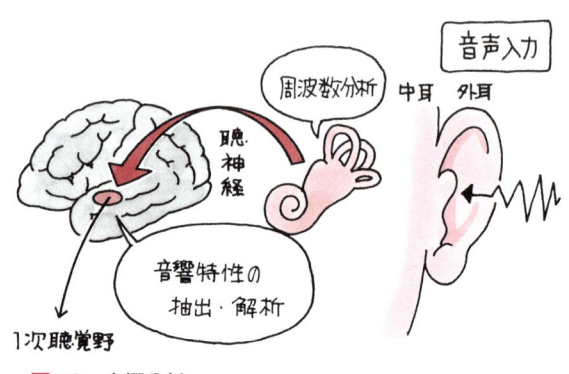

図12　音響分析

この段階の障害　大きく分けて2種類あります。1つは、第1次聴皮質もしくは皮質下（聴放線）が両側とも損傷された場合で、音は聞こえるのですが、①言語音、②動物の泣き声・乗り物の音・電話の音などの環境音、③音楽のメロディー、これらいずれも認知困難になる聴覚失認（広義）です。もう1つは、損傷が左右いずれか一側の場合で、この場合、障害は比較的言語音に限定されます。この症状は、言語音に関する聾という意味で、古くから語聾（word deafness）という用語で知られてきました。近年では、**語音聾**（word sound deafness）と呼ばれています。

ちなみに、auditory neuropathy または、auditory nerve disease という用語で知られる聴神経レベルの疾患でも、純音聴力の閾値上昇が軽微であるにもかかわらず、語音の聞き取りが障害される場合のあることが知られています。

③音韻照合（入力音韻辞書）

音響分析によって、検査者の口から発せられた［neko］という音声は音響的には正しく捉えられたわけですが、その音響が日本語の音韻、いわゆる五十音（本当は50ではなく約110なのですが）のどれに該当するかはまだ確定されていません。この段階では、聞き取った音響を日本語の音韻と照らし合わせる作業を行います。その際、参照されるリストのことを本書では入力音韻辞書と呼び、照らし合わせる処理のことを音韻照合と呼びます。つまり、［neko］という音声刺激が／ne／と／ko／という2つの音韻（もしくはモーラ）からなっているということが認知されるわけです。この処理によって声の高さや声質の違い

といった個人差や、方言による微妙な音響的ニュアンスの違いなどを超えて、[neko]を / neko / と聞き取ることが可能となります（図13）。

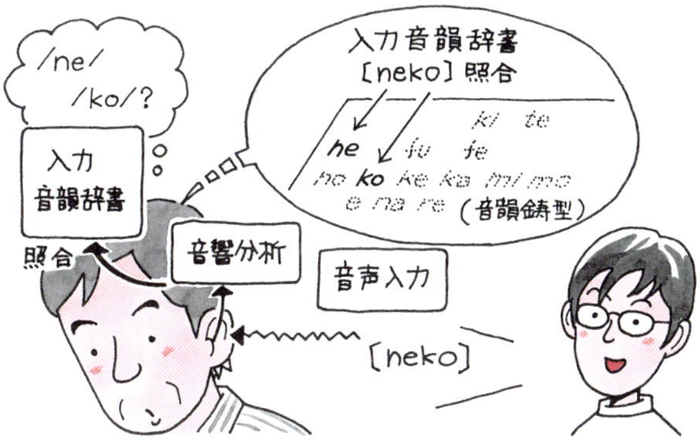

この段階の障害　与えられた音が音響として正しく脳内に響いているにもかかわらず、日本語におけるどの音韻なのかが確定できないという状態であり、症状としては発話者の音声が正しい音韻として認知できなかったり、異なる音韻に照合されてしまうなどの誤りがあります。

図13　音韻照合

筆者らは、1モーラの語音のペアの異同弁別検査では、ほとんど成績低下を示さないにもかかわらず、聞き取った語音を仮名1文字と照合することのできない症例を報告しています。聴性中間潜時磁気反応（MLAEF）の結果でも、第1次聴皮質が機能していることが確認されました。この症状は音響レベルの障害ではなく、音韻との照合段階での障害と考えられました。Ellisらの提唱する音素弁別段階の障害としての「語音聾」に対して、正しく聞き取った語音を音韻と照合させる段階の障害という意味で**音韻聾**（phonological deafness）という概念を提唱しています（小嶋、2005）[2]。

▶**「音韻」と「音韻辞書」**　声にださずに頭の中で"ア"と言ってみてください。次は"メ"です。これは厳密に言うと「頭の中で言った」というより、「頭の中に思い浮かべた（想起した）」わけですよね。このような、話しことばを構成する音のイメージ（表象）の最小単位のことを「音韻」と言います。例えば、雨という単語は、今思い浮かべていただいた / a / と / me / という2つの音韻で構成されています。音韻の数は言語によって違っていて、私たちの脳内にある音韻のリストのことを本書では「音韻辞書」と言います。日本語の場合、音韻辞書は約110の音韻（研究者によって若干異なる）が集まったものということになります。人の脳の中には、それぞれ自分の母国語に応じた音韻辞書があるわけですが、日本語を母国語とする人の脳には、日本語の音韻が集まった辞書が存在し、英語を母国語とする人の脳には、英語の音韻が集まった辞書が存在します。日本語の母国語話者である私たちの脳は、[æ]と発音された音も[ʌ]と発音された音も同じ / a / という音韻として捉えてしまいますが、英語を母国語とする人の脳にとっては、それらの音は異なる音韻としてキャッチされます。また、バイリンガルと言われる人は、2つの言語の音韻辞書が存在していると考えられます。

本書では、日本語における音韻論上の単位は、拍（モーラ）と考えるべきであるという考えから、音韻という用語を、拍（モーラ）とほぼ同義のものとして使用しています。

④**語彙照合（入力語彙辞書）**

これまでの処理によって、[neko]は / ne / と / ko / という2つの音韻で構成されているということが認知されたわけですが、次にこの2つの音韻の並び（音韻列）が脳の中に語彙（単語）として登録されているかどうかを照らし合わせる処理が行われます。これを語彙照合と呼びます（図14）。

ここで「語彙である」と判断されると（つまり、語彙照合が成立すると）、次はその語彙が指し示す意味（語義）の解釈に進みますが、「語彙ではない」と判断されてしまう場合もあります。つまり、脳がその音韻列は意味をもたない、つまり非語であると感じてしまうということです。

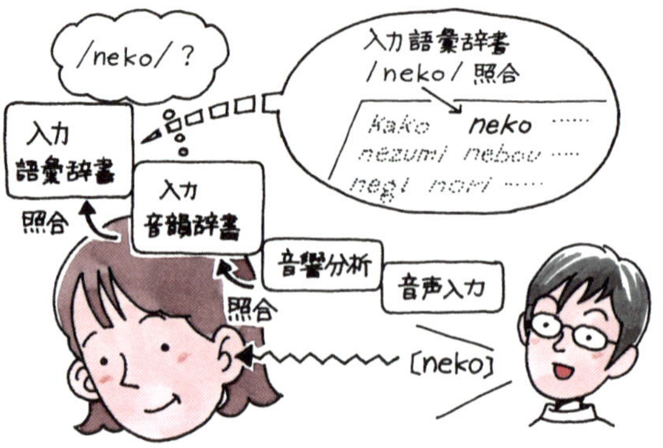

この段階の障害　例えば、/neko/という2モーラの音韻列が、日本語の単語なのかどうか（語彙か語彙で

図14　語彙照合

ないか）についての正しい判断が困難になります。例えば、"アメバカリデスネ（雨ばかりですね）"と話しかけられたのに対して、"アメバ？"と、不適切な部分で区切って聞き返すような症状として現れることもあります。このような、聞き取った音韻を正しく語彙照合させることのできない障害を、認知神経心理学では**語形聾**（word form deafness）と呼びます。

▶「語彙」と「語彙辞書」　語彙とは、その言語の中で、特定の意味を指し示している記号のリスト全体のことで、表現形式は、音韻や文字、さらには動作（手話）や、電子音の組み合わせ（モールス信号）など様々です。したがって、語彙に含まれる一つひとつの記号は単に「語」とでも表現すべきところですが、本書では便宜上、個々の言語記号に対して「語彙」、リスト全体に対しては「語彙辞書」という用語を用いています。例えば、日本語では/neko/は語彙ですが、/neku/は語彙ではありません。通常私たちが用いている「単語」にほぼ相当すると考えて差し支えありませんが、決して音韻と文字だけではないということを理解しておく必要があります。そして語彙辞書は、すべての語彙情報（音韻情報・文字情報その他）を管理している脳内の貯蔵庫と言うことができます。私たちが言語を獲得しはじめてから今日までの様々な体験の中で習得してきた単語がたくさん格納されている倉庫です。やはり「音韻辞書」と同じように、「語彙辞書」も、その人の母国語によって全く異なります。例えば/pi/という音韻は、日本語では語彙ではありませんが、朝鮮語では、/pi/=/비/は「雨」を意味する語彙です。

⑤意味照合（意味記憶の活性化）

聴覚的刺激として与えられた［neko］が、語彙であると認知された後は、それ（/neko/）が、どのような意味を指し示しているかを解釈する処理（decoding）の段階に入ります。ここに至ってようやく、他者の口から発せられた［neko］という音声が『猫』のことだと理解されるわけです。

ここでちょっと「意味」ということばの意味について説明します。「意味」というのは、その人が生まれてから現在に至るまでの認知体験の中で、「世界」を切り分けて整理してきた「項目」の総体のことです。「世界を切り分けて整理する」なんて言われると頭の中が「？」でいっぱいになってしまいますよね。でも、例えば、皆さんは知らず知らずのうちに、「犬」「猫」「馬」などのように、「動物」という1つの世界を適宜いくつかの細かい項目に切り分けて整理しているのです。一方、「動物」は、「生き物」というもう一回り大

きな項目の中の1つの小項目です。そして、「生き物」は……というように、私たちは、自分を取り巻く環境世界を、たくさんの項目によって切り分けて、整理して理解しているのです。この「項目」のことを「カテゴリー」と呼ぶこともあります。「意味（あるいは意味記憶）」とは、このような「項目（カテゴリー）」

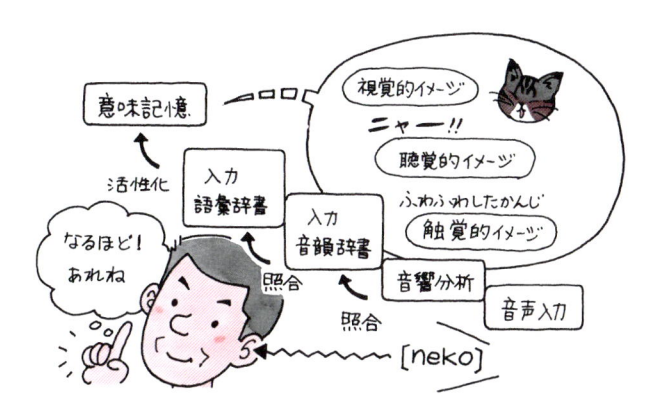

図15 意味記憶の活性化

の総体です。そして、人間の認知体験が一人ひとり違うように、「世界の切り分け方、整理の仕方」の参照枠である意味記憶も、一人ひとり異なっているはずです。例えば、猫の意味記憶は、「4本足」、「しっぽがある」など、視覚的イメージや、"ニャー"という鳴き声の聴覚的イメージ、あるいは、おしっこのニオイなど嗅覚的イメージなどを伴って想起されるわけですが、そこで活性化されるイメージは、猫を飼ったことがある人、猫を飼ったことがない人、猫に引っ掻かれたことがある人など、「猫」にまつわる体験によって人それぞれ少なからず異なっていると考えられます（図15）。

この段階の障害　例えば与えられた/neko/という2モーラの音韻列が日本語の単語（語彙）であると判断することはできているにもかかわらず、"/neko/って聞いたことのあるコトバなんだけど、何だったっけ"というように意味にたどり着くことができない、または、誤って違う意味にたどり着いてしまう（例えば、『犬』のことだと思ってしまう）というような症状が現れます。つまり、語彙として捉えることができても意味が分からないという症状です。聞き取れているにもかかわらず意味が理解できない症状に対して、認知神経心理学では、**語義聾**（word meaning deafness）という用語が使われています。

2 呼称—「これは何ですか？」

呼称検査では、検査者は通常被験者の前に絵を提示し、その絵（犬、時計、新聞など）が指し示す意味を担う（codeする）言語記号、すなわち「名称」を発話することを求めます（図17）。

では、そのプロセスを考えてみましょう。「時計」を例に用います。

①**非言語的記号〈実物・絵・写真など〉の入力**

図17　呼称

まず、被験者が最初にすることは提示された時計の絵を見ることです。当然ですが、こ

●呼称

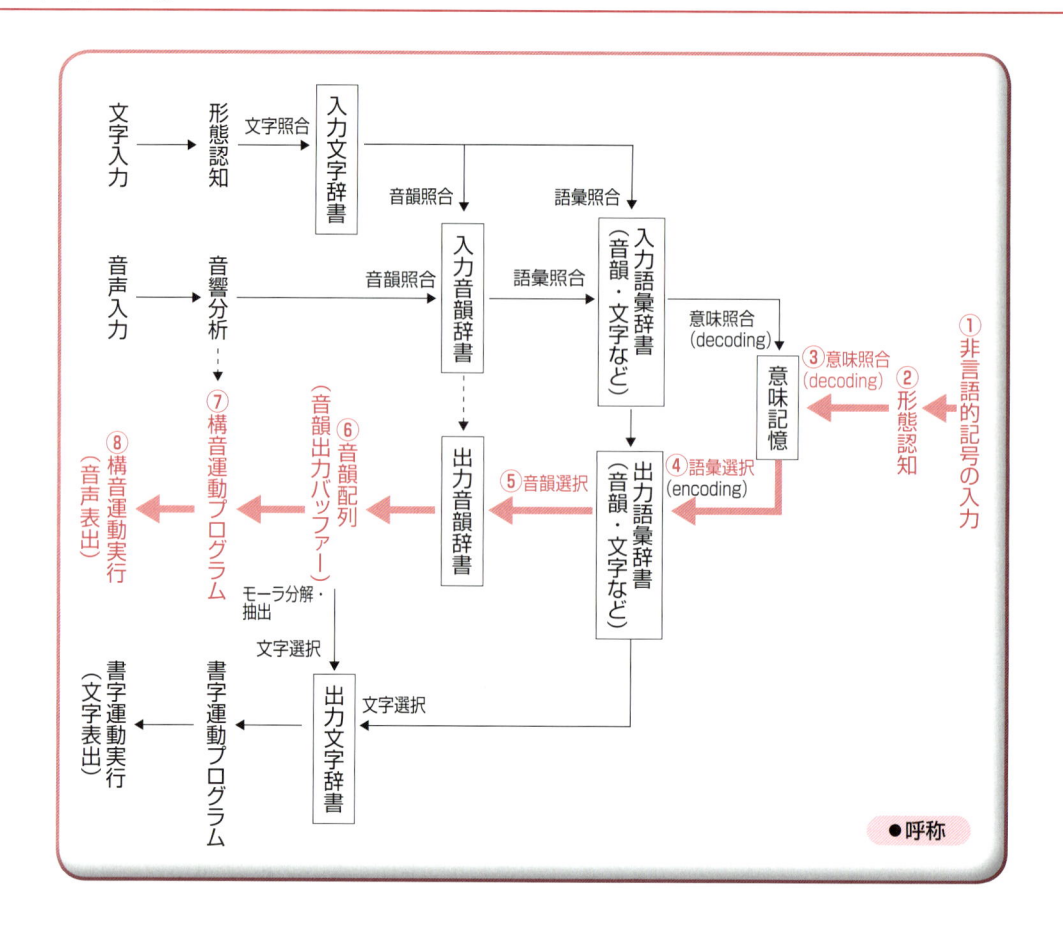

の段階を経なければその先の処理に進むことはできません。被験者の網膜に入力された光の刺激（視覚情報）は、視神経を通り、外側膝状体を中継し、後頭葉の第1次視覚野を目指します。

この段階の障害　視力障害・視野障害や皮質性の視知覚障害などです。内言語障害には含まれません。もし、これらの問題をかかえた患者さんに検査を行う際には、視力障害であるなら、度の合った眼鏡を掛けてもらったり、場合によっては、提示する図版を拡大する必要があるかもしれません。また、視野障害の場合には、図版を正面に提示するのではなく、障害されていない側の視野にずらして提示した方が良いこともあります。ただし、そのようなやり方は、検査手順に定められた標準的な施行方法ではないことを心得ておいてください。やむを得ず例外的な方法で検査を施行した場合には、その旨検査用紙の欄外に記載しておくとよいでしょう。

②形態認知

　　後頭葉の第1次視覚野に到達した視覚情報は、この後、第2次視覚野、第3次視覚野と、さらに高次の中枢で、より複雑な視覚認知処理が行われます。具体的には、絵に含まれるさまざま直線の角度や曲線の曲がり具合、さらには奥行き・色・場所・動きなどに関する情報の認知です。つまり、その絵に対してゆがみのない正しい像を脳内に表象する処理と

言い換えることができます。本書ではこの段階を「形態認知」と呼びます。

この段階の障害　光を捉えることは可能であるにもかかわらず、物体の形・位置・色・動きなどに関する情報を正しく認知することが困難になります。**統覚型視覚失認**（apperceptive visual agnosia）と言われています。

③意味照合（非言語的記号の decoding）

提示された絵の形態が正しく捉えられたとしても、それだけで『時計』であると「わかる」わけではありません。単に絵の形態が脳の中に立ち上がって（表象されて）いるに過ぎません。

次に、その形態が、無意味な図形（単なるインクのシミとか、子供の落書きなど）ではなく、「何か」を現している「記号」であるということの照合がなされ、さらに、意味記憶との照合が行われます。そして、聴覚的理解の項でも述べたように、人それぞれの認知経験にもとづいてつくられた時計の意味記憶が活性化されます。

この段階の障害　対象の形態自体は正しく捉えられているので、その絵を模写することが可能です。しかし、その絵を、別の時計の絵や、時計の玩具や実物の時計などと照合させることができないという症状が現れます。このような、「見えているのに『何であるのか』がわからない」という症状は、**連合型視覚失認**（associative visual agnosia）と呼ばれています（図18）。

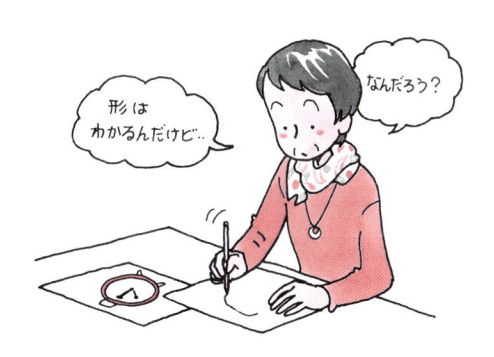

図18　非言語的記号の decoding

④語彙選択（出力語彙辞書）

さて、ここからがいよいよ言語情報処理です。16ページのコラムでも語彙について説明しましたが、私達の脳の中には様々な意味を指し示す（encode する）ための言語記号である「語彙」が多数蓄えられていると考えられ、それを「語彙辞書」と呼んでいます。前の段階で、目の前に提示された非言語的記号（ここでは時計の絵）の意味を理解したわけですが、次の段階では、脳の中にある語彙辞書から、その意味を指し示すにふさわしい語彙を検索し、該当するものを選択します。ここでいう検索・選択というのは、たくさんある引き出しの中からどれか1つ選んで、その引き出しを開けるようなイメージです（図19）。

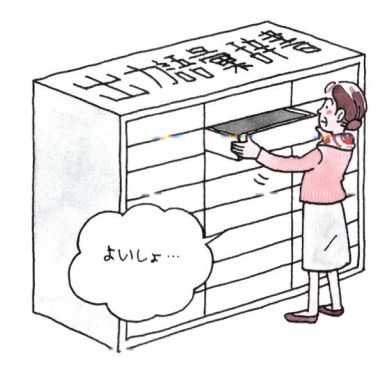

図19　語彙選択（出力語彙辞書）

この段階の障害　1つには、語彙辞書に到達できない、あるいは、到達できたのにどの引き出しも開けることができない、という状況が考えられます。その場合には何も語が表出されないことになりますね。全失語といわれるような重度の失語症の患者さんはその

ような状態なのかもしれません。もう1つは、そこまで重度ではない場合で、辞書に到達した後、目当ての引き出しとは別の引き出しを開けてしまうという状況です。この場合には、時計の絵を見て、"デンワ"や"ハサミ"などと、別の単語を言ってしまう症状が現れます。**語性錯語**と呼ばれるこれらの症状は、この段階の障害と考えられます。

　ところで、このような「語彙の選び損ない」がどうして生じるのか、また、選び間違う際、なぜその語彙を選んでしまったのか、などについてはよくわかっていません。もし、語彙辞書に住所のようなものがあると仮定すると、選びそこなった語彙は、目当ての語彙の隣の番地の引き出しであったのかもしれません。いずれにしても憶測の域を出ません。

⑤音韻選択（出力音韻辞書）

　語彙を正しく選択すると、そこには、その単語に関するさまざまな情報（音韻に関する情報や、文字に関する情報や、統語に関する情報や、イントネーションに関する情報など）を手に入れることができます。

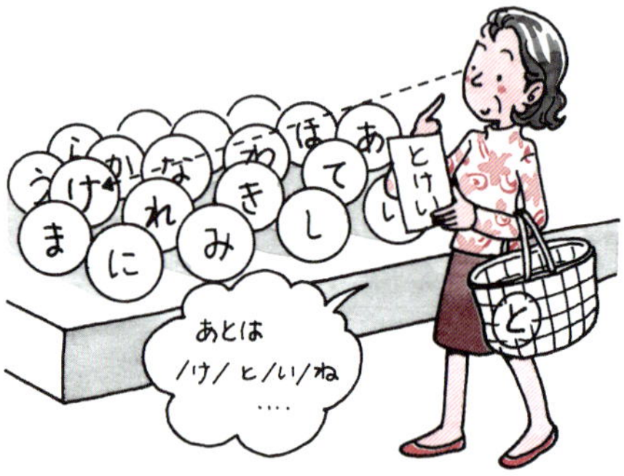

　呼称の場合には、最終目標は発話ですから、語彙の引き出しから音韻に関する情報を取り出し、その指示通りに音韻の貯蔵庫から必要な音韻を正しく選択する処理が行われます。

図20　音韻選択（出力音韻辞書）

それはあたかも、市場に行って、レシピに書いてある通りに食材を買い揃える作業のようなイメージです（図20）。

　ちなみに、この音韻貯蔵庫のことを、本書では出力音韻辞書と呼びます。

この段階の障害

　1つは音韻辞書に到達できない、あるいは到達できたのに、音韻辞書の引き出しがなかなか開かないという状況です。もちろん、まったく開けることができない場合には、語彙の引き出しが開かない場合と、表面的には区別することができませんが、そうではなく、『時計』に対して、"ト"とか、"トキ、トケ"などと、あたかも音韻を探しているかのような発話が観察される場合、その「状況証拠」から（あくまでも状況証拠ですが）、これは音韻選択の段階でのトラブルではないか、と推論します。事実、このような反応をじっと待っていると、1分以上経過した後に"トケイ"にたどり着く患者さんもいらっしゃるのです。

　もう1つは、引き出しの開け間違い、すなわち音韻選択の間違いです。その場合、"トケオ"、"トキイ"など、一部の音韻が入れ替わってしまいます。**音韻性錯語**と呼ばれるこれらの症状はこの段階の障害で生じると考えられます。また、"ヘキソ"のような、もともと何の単語を言おうとしていたのかまったく予想のつかないような、**新造語**（あるいは**語新作**）と呼ばれる症状も、1つにはこの段階の障害からも生じる可能性が考えられます。

⑥音韻配列（音韻出力バッファー）

　語彙の引き出しで手に入れた「レシピ」にしたがって、音韻という「食材」を選んだ

ら、次にそれを、調理する順番にまな板の上に並べるという作業が待っています。これを音韻の配列と呼びます。従来、失語症の教科書では音韻を選ぶ処理と並べる処理を明確に区別せず、音韻の選択／配列という用語を用いてきました。

この段階の障害　単語を構成する音韻はすべて揃っているのですが、その順序が入れ替わってしまう症状、すなわち、音韻性錯語の中でも「**転置**」といわれる症状が生じます。具体的には／tokei／に対して／keito／、／toike／などです。**伝導失語**の中核的症状です。

⑦構音運動プログラム

次はいよいよ音韻の「調理」にかかります。脳の中で正しく選択され、正しい順序に配列された音韻を、音声として外に出力させるために必要な、発声・発語器官の正しい運動の記憶（構音プログラム）を活性化させる（想起する）段階です。「構音のための運動記憶（構音プログラム）」とは、具体的に説明しますと、単語を構成する音韻列（ここでは／tokei／）を、日本語らしくスムーズに音声化していく上で必要な、一連の運動（パワー・速度・位置・タイミングなど）に関する設計図のことです。

この段階の障害　構音すべき音韻は頭の中に正しく想起されているのに、発声発語器官をどのように動かせばよいのかわからず、結果として、発せられた音は、聞き手にとって不明瞭な、書き取ることが困難な独特な歪みを伴ったものとなります。その他、音が置換したり引き伸ばされたり脱落したように聞こえる場合もあります。さらに、発話速度やリズムの異常が観察されることもあります。自分の発話が目的の音ではないことはすぐにわかるので、何度も修正しようとします。言い直すことで修正される場合もありますが、もう1回発話すると再び誤った音に変わってしまい、しかも最初とは異なる音になっているという場合もあります。このように、①**場面によって正しい音に近い音が表出されたり、まったく異なった音が表出されたりする**、②**場面によって誤り方自体も異なる**、という**不安定性（浮動性）**がこの障害の特徴です。

音韻は正しく想起されているので、仮名が書ける人では、その単語を仮名で正しく書くことができますし、仮に書字が困難な場合でも、仮名が読めれば複数の仮名文字のチップの中から正しく選択して並べることができます。

> ▲**アナルトリー**　上記の障害について、特に日本では用語の混乱があります。発語失行（apraxia of speech）、アナルトリー、そしてその日本語訳としての失構音などの用語が用いられており、20年以上にわたってしばしば学界でも議論がなされてきましたが、いまだ完全な見解の統一には至っていません。本書では、その議論について立ち入ることはせず、アナルトリーという用語を用いることにします。いずれの用語も、その意味するところに大差はありません。

⑧構音運動実行（音声表出）

いよいよ最後の段階です。構音運動プログラムが作動し、発声発語器官の諸筋群が協調的に動くことによって、ようやく被験者の口から［tokei］という音声が発せられるのです。

この段階の障害　言うまでもなく**運動障害性構音障害**（dysarthrie）です。この障害については、他書をご参照下さい。

▲ **運動障害性構音障害とアナルトリーの鑑別**　運動障害性構音障害と、その1つ前の処理段階であるアナルトリーとの症状の区別は一体どのようにして行えばよいのでしょうか？本文中に述べたように、アナルトリーでは、①ある場面では正しく構音できたのに他の場面では誤る、②1つの音が必ずしもいつも同じように誤るとは限らない、という2つの側面での浮動性が知られています。また、アナルトリーには、高い確率で口腔顔面失行（例えば、頬を膨らます、舌を出す、咳をするなどの行為が、反射的・自動的場面では出来るにもかかわらず、意図的状況下でには出来なくなる障害）を合併しているという点も見分けるポイントになります。このような違いを鑑別ポイントとして症状を観察することが、臨床上有益です。

3　復唱（単語）―「私の真似をして言ってください」

　復唱の検査では、通常検査者が被験者に音声で単語を与えます。そして、被験者に同一の単語を発話してもらうように促します（図21）。では、そのプロセスを考えてみましょう。

　実は、復唱は複数のルートからなっており、健常者の場合にはそれらすべてのルートが正常かつ複合的に機能することで、一定の記憶の範囲内で安定した復唱が可能となっています。ところが失語症者では、それらのルートが、最重度の場合には全面的に、そうでない場合には部分的に障害され、量的にも質的にも様々なかたちで復唱が制限されます。

　ここでは、まず、復唱に関与する複数の情報処理ルートについて考えてみましょう。

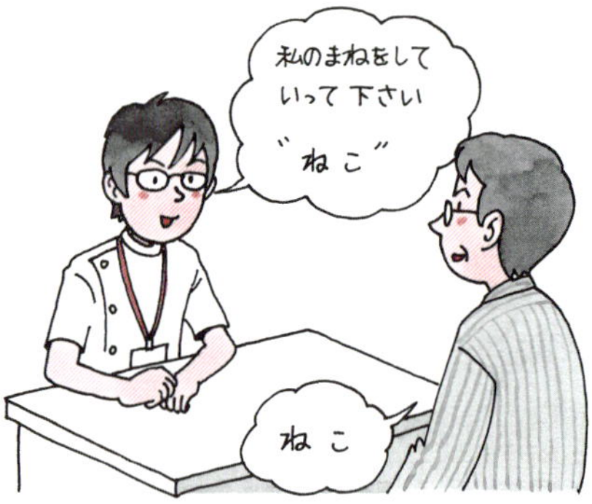

図21　復唱

a）音響ルート（模倣）

　情報の流れは、①音声入力→②音響分析→③構音運動プログラム→④構音運動実行（音声表出）となります。

　耳に入ってきたことばを、単に「音」として模倣する過程です。これは厳密な意味では「復唱」とは言えないかもしれませんが、幼児がことばを獲得するプロセスにおいて欠かすことのできない能力です。われわれは幼児期において、周囲の人の口から発せられたことばを、最初は単に「音」として聞き取り、もちろん意味も解からず「真似」して自分でも言ってみるという行為を経て、最終的にことばの獲得に至るわけです。ある意味でこれは復唱の根幹とも言える基礎的な情報処理ではないかと考え、本書では復唱を支える1つのルートとして捉えています。

　言語獲得前あるいは獲得途上にある幼児や、オウムや九官鳥が行うことばの模倣がこれに該当します（図22）。

b）非語彙的音韻ルート

　次は、音響として聞き取ったことばを、音韻として正しく捉えた後、そのまま同じ音韻を返す処理です（図23）。

1　認知神経心理学的にみた下位検査の情報処理モデル　**23**

図22　音響ルート（模倣）　　　図23　非語彙的音韻ルート

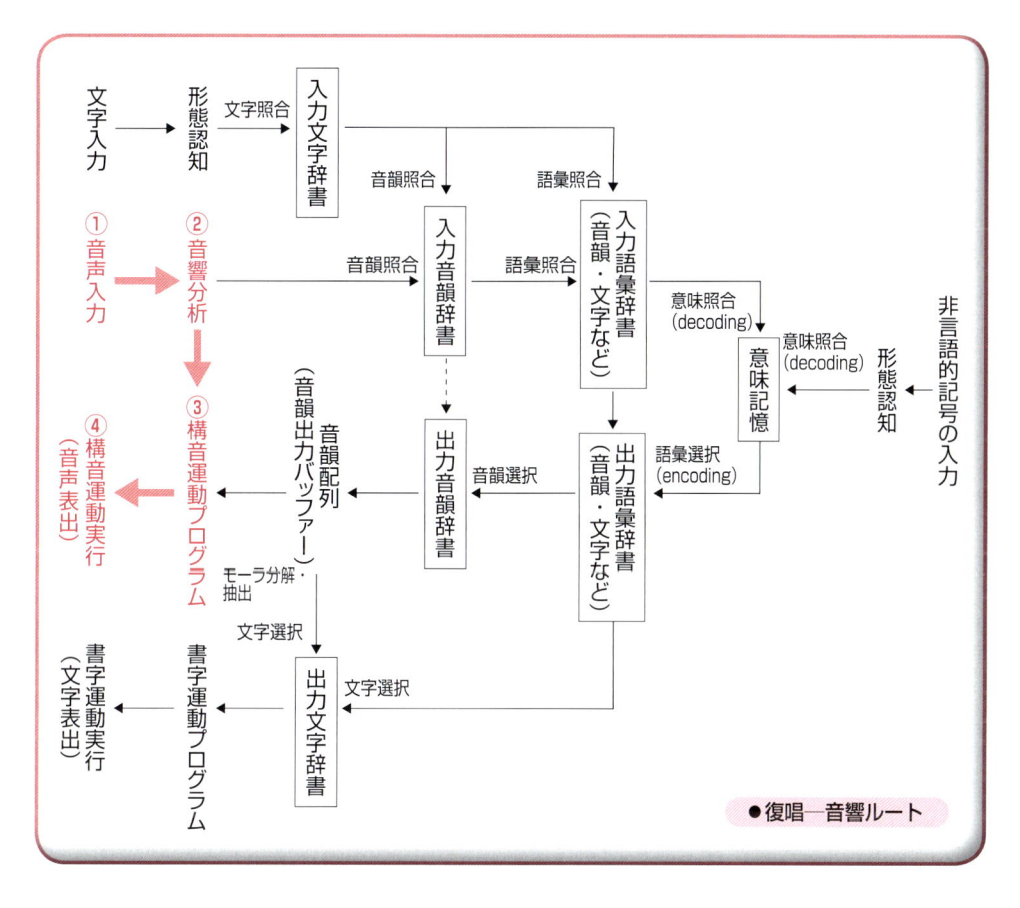

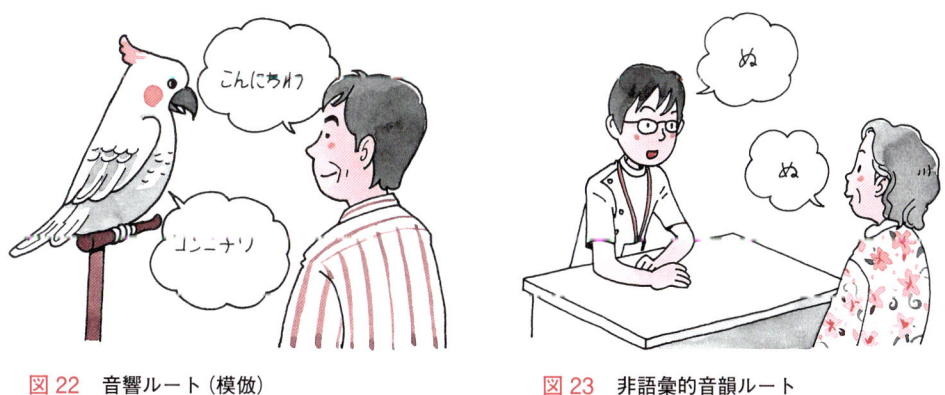

　このルートを用いる復唱の典型的な例として、日本語における話し言葉の最小単位と考えられている1モーラ（いわゆる50音）の復唱（たとえば/a/と言われて/a/と復唱してもらう）について考えてみましょう。
　日本語では、1モーラだけで語彙として意味を担うものも少なくありませんが（たとえば「い（胃）」「う（鵜）」「え（絵）」「お（尾）」など）、しかし、前後の文脈なしに単独で提示された場合には、単語であるという印象は希薄になると考えられます。ここでは、1モーラを語彙とは捉えず、単なる音韻の1単位と考えることにします。最初の3つの処理過程

●復唱―非語彙的音韻ルート

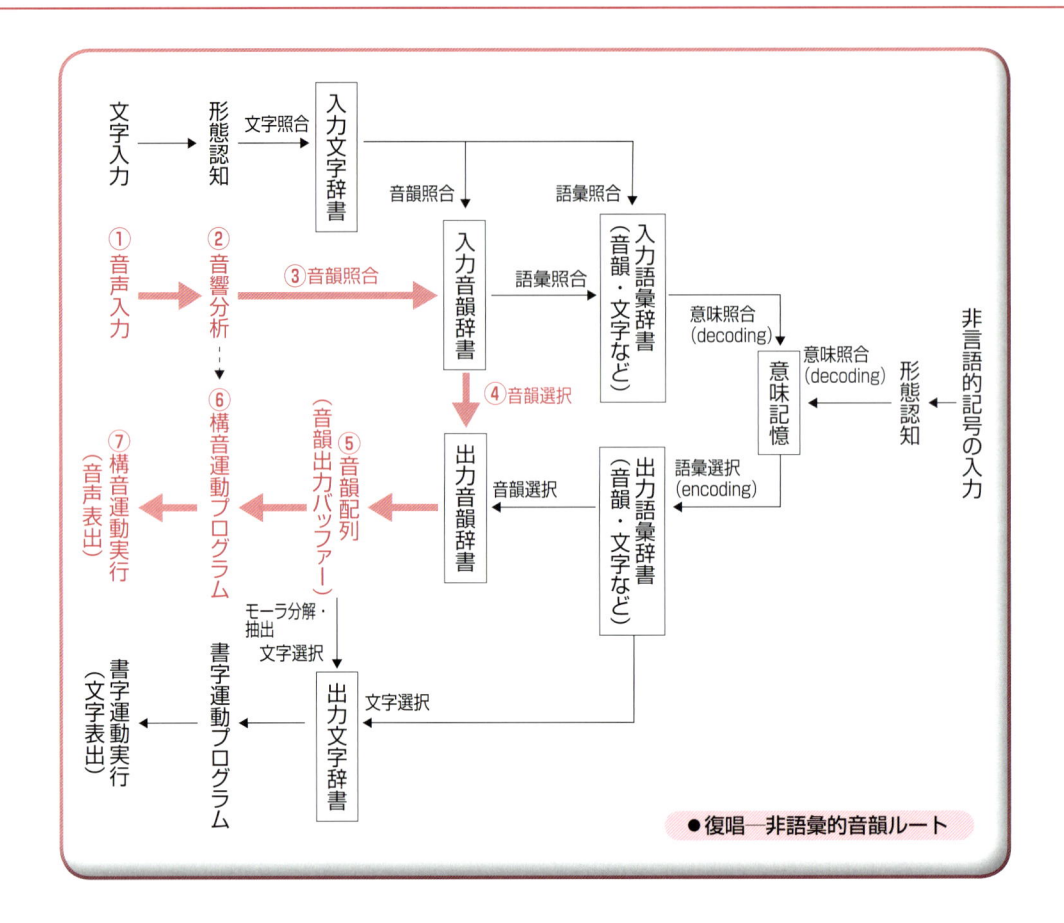

は以下のようになります。

　①音声入力→②音響分析→③音韻照合（入力音韻辞書）と、ここまでの処理は、単語の聴覚的理解と同じです。しかし、音韻1モーラは語彙ではないので、次の語彙照合では、「語彙ではない」という判定を受け、その先に進むことはできません。したがって、音韻照合（入力音韻辞書）の後、直接音韻選択（出力音韻辞書）の処理に進むことになります。つまり非語である1モーラの復唱では、語彙情報や意味情報は関与しません。

④音韻選択（出力音韻辞書）

　入力音韻辞書で照合（同定）した音韻と、同じ音韻を出力音韻辞書で、再度選択する処理過程です。

　このプロセスがピンと来ないという方がいらっしゃるのではないかと思います。実際学生さんから「入力音韻辞書と出力音韻辞書はどう違うのですか？」「なぜ、音韻辞書が2つ必要なのですか？」という質問をよく受けます。音韻照合（入力音韻辞書）というのは、聞き取った音声が、特定の音韻であるということが「わかる」段階のことを言います。わかったのなら後は言うだけだろうと思ってしまうのですが、患者さんをみているとどうもそう簡単ではなさそうなのです（図24）。

　図24のような反応は、わかっているからといって言えるとは限らない、言い換えると、

音韻が認知されているということと、それと同じ音韻を表出するということは異なる段階の処理なのだということを示唆しています。私たちは、このような臨床的事実をもとに、音韻の照合（同定）にかかわる入力音韻辞書と、音韻の表出にかかわる出力音韻辞書という2つの音韻辞書を、独立させてモデルの中に設定しています。語彙辞書についても同様です。

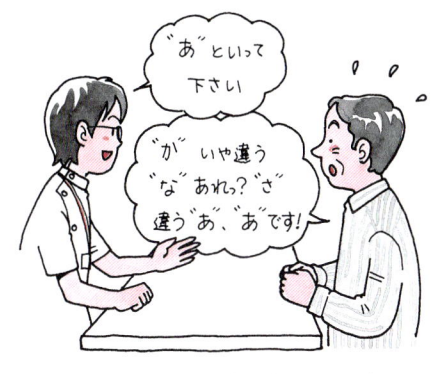

図24 音韻照合と音韻選択は異なる処理

⑤音韻配列（音韻出力バッファー）

選択した音韻を配列する過程です。1モーラだけの処理の場合にはあまり考える必要はありません。

⑥構音運動プログラム

音韻を音声に実現するための、運動の設計図を呼び出す処理過程です。

⑦構音運動実行（音声表出）

運動の設計図の通りに、発声発語器官の多数の神経・筋系が協調的に活動して口から音声が発せられます。

ちなみに、非語（無意味語）の復唱も同様のルートで処理されます。ただし、1モーラだけを復唱する場合に比べ、聴いてから復唱し終わるまでの短時間、複数の音韻を把持しなければならなくなり、その分だけ情報処理としての負荷量が増加します。この、短時間音韻を把持する処理のことを「音韻リハーサル（または単にリハーサル）」と呼びます。聞き取った音韻が消えてなくならないように、また、配列がばらばらにならないように、頭の中で何度も繰り返して唱え続け、活性を保つ作業のことです。リハーサルが途絶えてしまうと、その音韻は数秒から十数秒の間に脳の中から消えてしまうと言われています。私たちも、メモを持たずに誰かの電話番号を暗記するには、声に出すかどうかは別として、頭の中で言い続けなくてはなりません。そして、電話をかけ終わった時には、もうその番号を忘れているということをしばしば経験します。

そして、この「把持」のシステムがうまく働かない場合、言い換えるとリハーサルのシステムが障害されると、非語の復唱が非常に困難になります。

ちなみに、発話のために短時間音韻を把持しておく脳内の装置のことを音韻出力バッファーと言う人もいます。

c）非意味的語彙ルート

これは、語彙処理までが関与し、意味の関与しない復唱ルートです。

①音声入力→②音響分析→③音韻照合（入力音韻辞書）→④語彙照合（入力語彙辞書）と

進んだ後、意味処理へ向かわず、⑤語彙選択（出力語彙辞書）→⑥音韻選択（出力音韻辞書）→⑦音韻配列（音韻出力バッファー）→⑧構音運動プログラム→⑨構音運動実行（音声表出）と進むルートです。次の項でも述べますが、単語であるとわかっているけど意味がよくわからない、という状態で復唱が行われる場合にはこのルートを通ることになります。

語彙照合（入力語彙辞書）の段階に障害があると、聞き取った単語に対して、「聞いたことがある、知っている」という「既知感」が持てないまま復唱をせざるを得ない場合があります。言い換えると、単語の復唱であるにもかかわらず、非語の復唱のようになる、ということです（図25）。

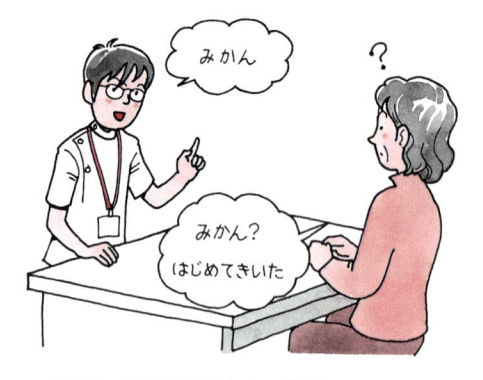

図25　既知感を伴わない復唱

d）意味ルート

通常の単語の復唱における中心的なルートです。情報の流れは、①音声入力→②音響分析→③音韻照合（入力音韻辞書）→④語彙照合（入力語彙辞書）→⑤意味照合（意味記憶の

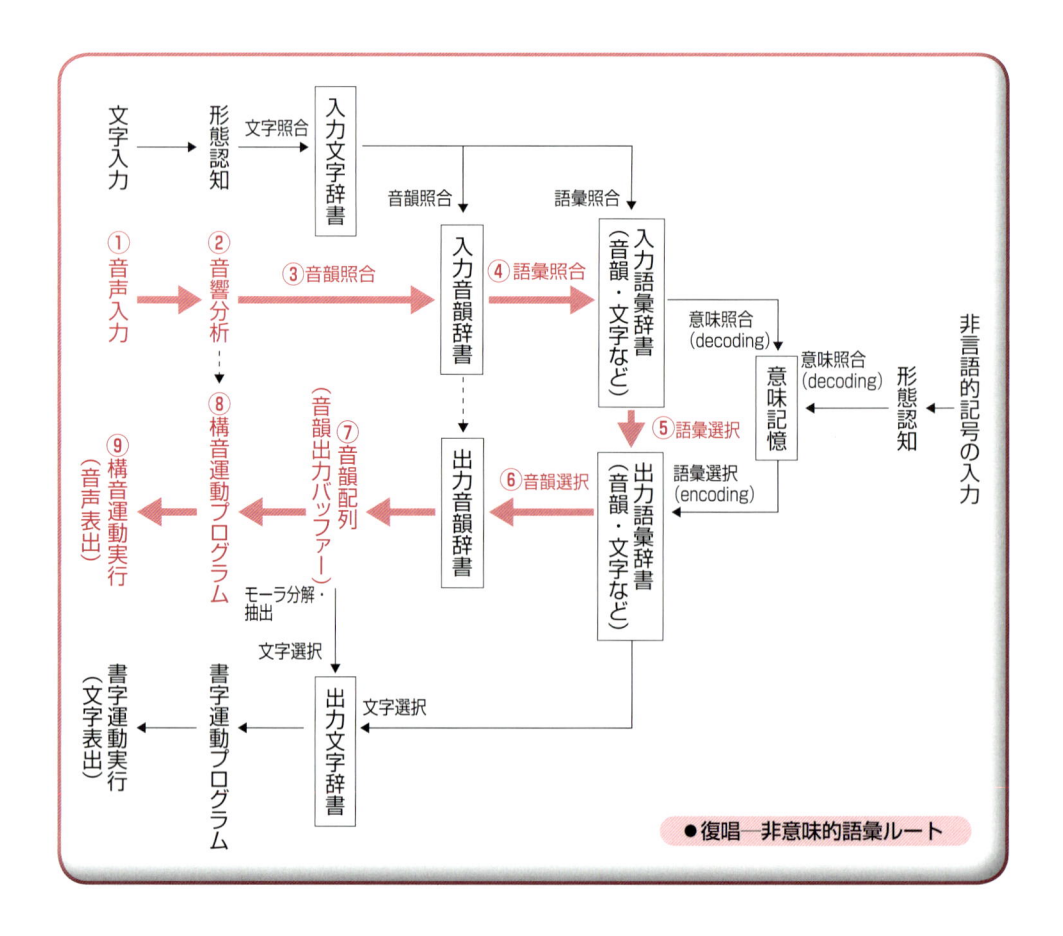

●復唱―非意味的語彙ルート

活性化）→⑥語彙選択（出力語彙辞書）→⑦音韻選択（出力音韻辞書）→⑧音韻配列（音韻出力バッファー）→⑨構音運動プログラム→⑩構音運動実行（音声出力）となります。つまり、言われた単語の意味を理解した上で、あらためて同じ単語を自ら発話するというルートです。つまり、単語の復唱とは、単なる模倣ではなく、いったん理解したことばをみずから改めて表出するという「再生」の要素を含んだ処理なのだということがおわかりいただけるかと思います。

意味照合の段階に障害があると、聞き取った素材が単語であると感じながらも、その意味を解せないまま復唱をせざるを得なくなります。語彙照合の障害の場合と異なり、聞き取った単語に対して、単語であるという既知感は持っています（図26）。健常者における単語の復唱では、これまで述べた a）音響ルート、b）非語彙的音韻ルート、c）非意味的語彙ルート d）意味ルートのすべてが重畳して機能していると考えられます（図27）。ですから、これらのいず

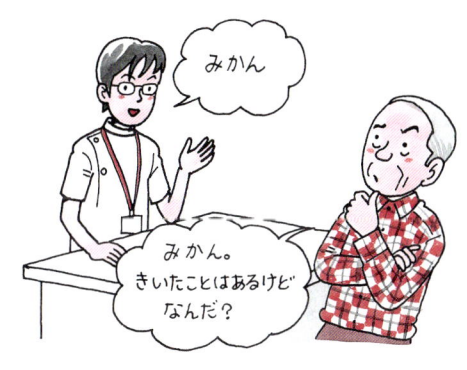

図26 意味理解を伴わない復唱

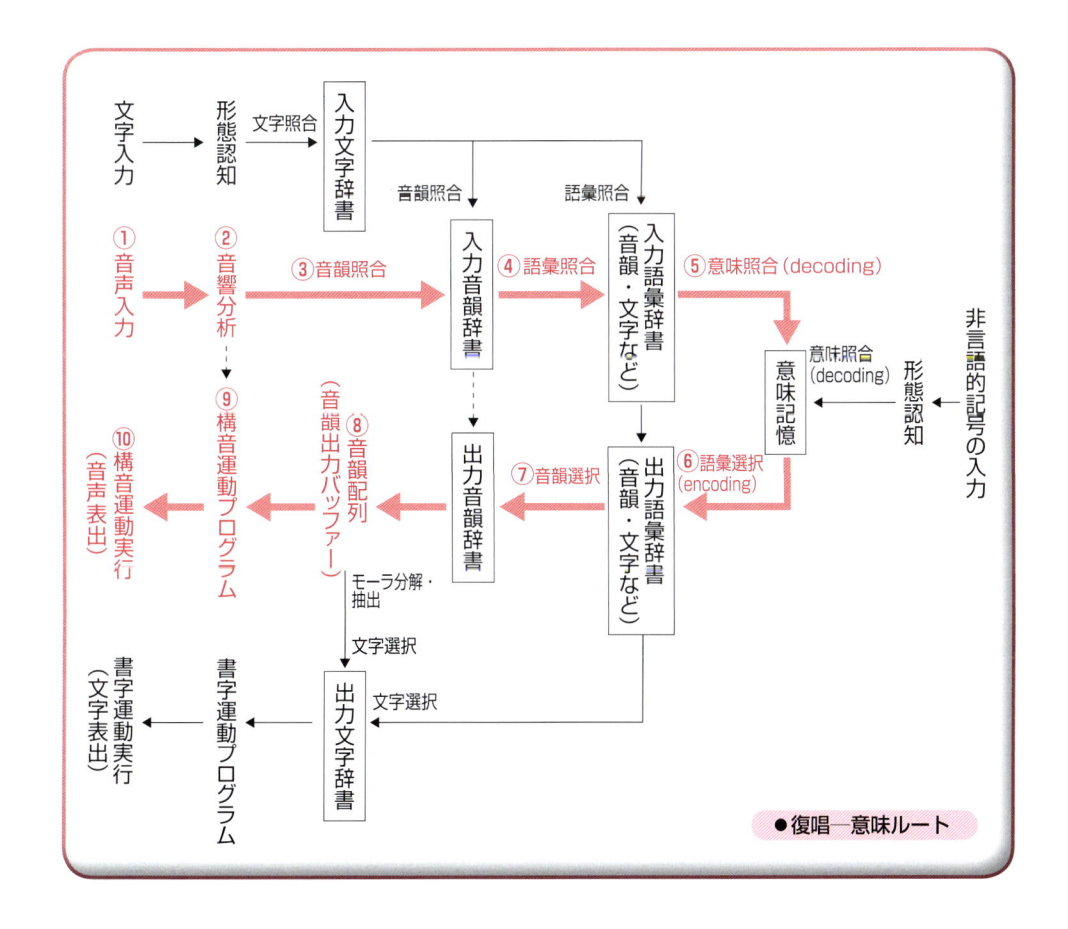

● 復唱—意味ルート

れの処理過程が障害されても復唱能力は低下するわけです。また復唱は、聴覚的理解（decoding）、呼称（encoding）など、口頭言語に必要なほぼすべての言語情報処理を含む非常に重要なモダリティーであることもおわかりいただけたことでしょう。

　ところで、しばしば学生さんは、患者さんの復唱成績が悪いと「把持力が低下しています」と言いますが、「復唱が障害される」＝「把持力の低下」ではないのです。把持という用語は、使うとすれば入力音韻辞書から出力音韻辞書（および音韻出力バッファー）に直接音韻情報が転送される場合（つまり、語彙処理および意味処理のステップがバイパスされる場合）に限定するべきでしょう。

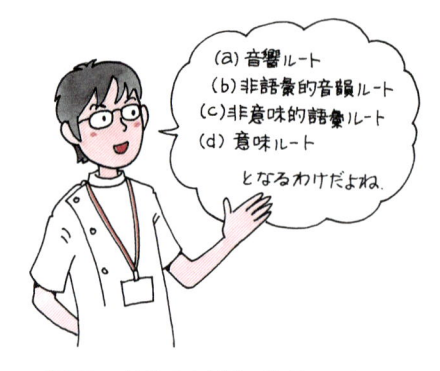

図27　健常者の単語の復唱ルート

4 読解（単語）―「これ（文字）はどれですか？」

　単語の読解では、被験者の前に何枚かの絵を提示します。そして、検査者はその中からどれか１つの絵を表す単語を文字で提示し、被験者に目の前の選択肢の中から該当する絵を指差すことを求めます（図28）。

　さて、日本語の文字形態には、漢字、平仮名、片仮名があることはご承知の通りです。漢字は中国から渡ってきた文字で、１文字１文字が何らかの語彙情報を持っており、表語文字と呼ばれています。一方、平仮名や片仮名は音韻を表す目的で、漢字を基に後から日本人が作り出した文字であり、表音文字と呼ばれています。このように性質の異なる漢字と仮名は、脳内での処理のされ方も異なっているようです。

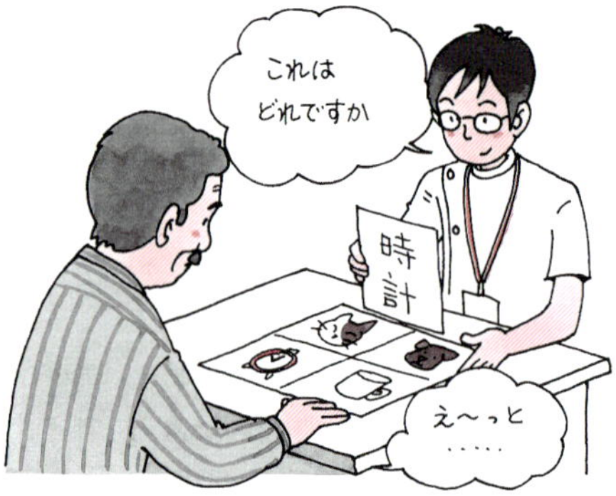

図28　読解

　そのことを踏まえたうえで、ここでは漢字単語と仮名単語の読解のプロセスについて考えてみます。具体例として、漢字単語の「時計」および仮名単語の「とけい」を用いることにします。

①文字入力

　まず、被験者が提示された「時計」や「とけい」という文字を見ることからはじまります。被験者の網膜に入力された視覚的な情報は、主要なルートとして視神経、外側膝状体を通り、後頭葉の第一次視覚野へ伝達されます。

②形態認知

　後頭葉の第一次視覚野に入力された情報は、さらに第二次視覚野、第三次視覚野と進み、より高次の処理を受けます。具体的には、文字を構成している直線や曲線の傾き・形態および相互の位置関係などが分析され、脳内に「正しい形態」が表象されます。

　この段階の障害　文字の形態を正しく模写したり、同じ文字同士のマッチングを行ったりすることなどが困難になります。つまり、呼称の項で述べた統覚型視覚失認の影響が文字の認知にも現れるわけです。文字の同定以前の、形態としての認知の段階における障害です。

　また、この段階では、提示された「時計」や「とけい」という文字は、「文字」としては捉えられていません。視覚提示された刺激が文字として照合される段階はこの次の段階になります。

③文字照合（入力文字辞書）

　「時」「計」や「と」「け」「い」など、個々の文字の形態が脳内で正しく表象されると、次にその表象は、脳内に存在する文字の記憶（文字辞書）と照らし合わされることになります（文字記憶との照合）。つまり「時」や「と」という視覚表象が、ここに至って「文字」として認知されるわけです（図29）。

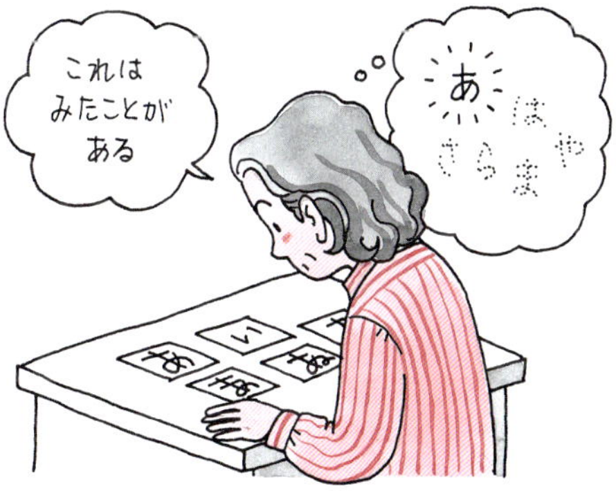

　この段階の障害　同じ文字同士をマッチングさせることや、文字を図形として模写することなどは可能です。しかし、文字であるという認知がなされないため、文字を模写しようとすると、文字を写しているというような運筆（筆順）ではなく、まるで図形をコピーしているかのような書き方になります。

　また、この段階が障害されると、文字と文字によく似た図形とを区別する能力（文字／非文字弁別）も低下します。

図29　文字照合（入力文字辞書）

　ここまでが、「時」「計」や「と」「け」「い」が文字として認知される段階です。

　この後は、大きく分けて2つのルートが存在するということで、大方の研究者の間で意見の一致をみています。まず1つ目は、「文字を音韻に変換した後、語彙処理し、意味理解に至るルート」（以下、音韻ルートとします）です。2つ目は、「文字を直接語彙処理し、意味理解に至るルート」（以下、語彙ルートとします）です。それでは、これから2つのルートを紐解いてみましょう。

a) 音韻ルート（例えば、仮名単語「とけい」を／と／／け／／い／と、1文字ずつ音韻に変換してから語彙照合し、意味の理解に至る場合）

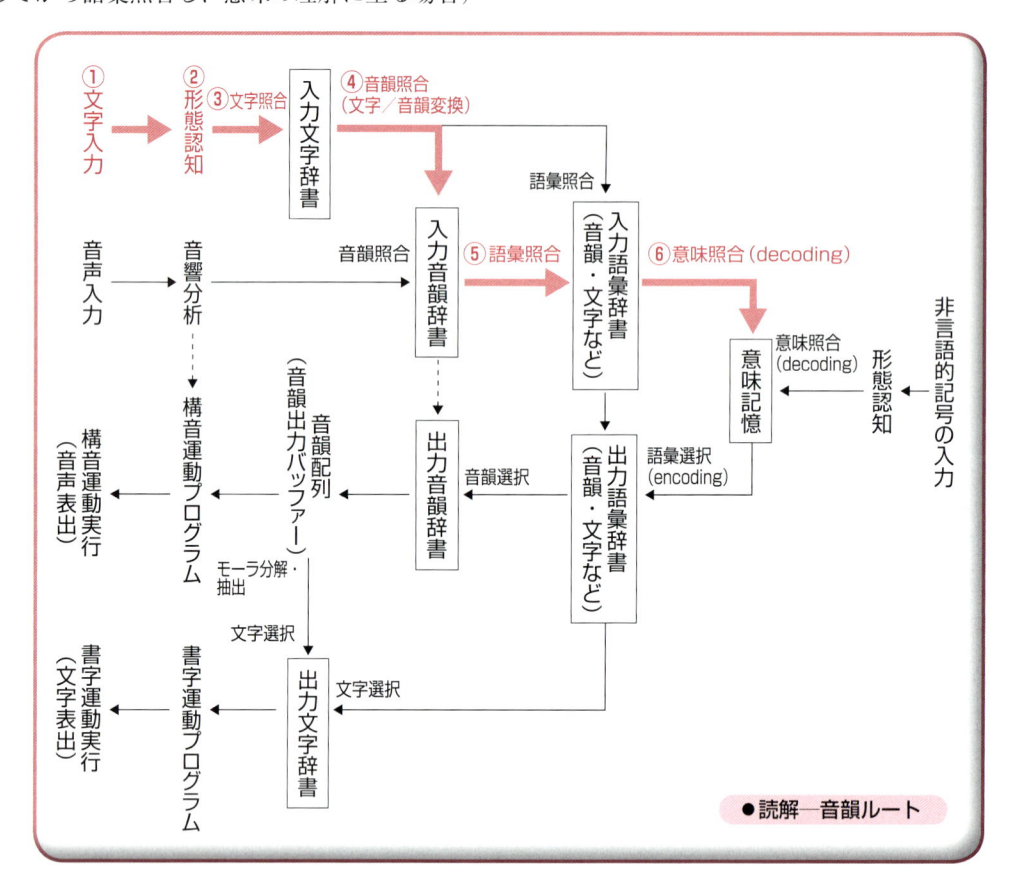

●読解─音韻ルート

④文字／音韻変換

　ここでは、③の段階で照合された文字を1文字ずつ音韻に変換する処理が行われます。変換に成功すると、脳内の入力音韻辞書で、その文字に対応する音韻表象が活性化され、「心の中で音読している（黙読）状態」が生じます。

　文字／音韻変換とは、「文字辞書内で活性化した特定の文字が、入力音韻辞書で照合を受けること」と言うことができます。ですから、両辞書間に正しい対応関係が保たれていなくてはならないわけです。文字／音韻変換規則のことを、英語では grapheme / phoneme conversion rule、略して **GPC rule** と言います（図30）。

　この段階の障害　それが文字であるということはわかるにもかかわらず、その文字から正しい音韻を活性化させることができない状態、具体的には、どのように読むのかわからなかったり、誤った読み方をしてしまったりすることになります。

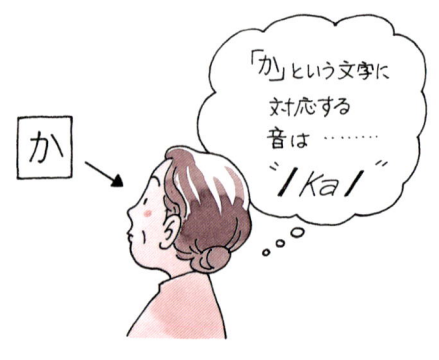

図30　文字／音韻変換規則

⑤語彙照合（入力語彙辞書）

次の段階は、聴覚的理解（単語）の項で出てきた語彙照合と共通の処理過程になります。すなわち、/ tokei / という3モーラからなる音韻列が語彙であるかどうかを、入力語彙辞書に照らし合わせる処理です。

この段階の障害　音韻列が語彙か非語彙かを判断することが困難になります。

⑥意味照合（意味記憶の活性化）

語彙であると捉えられた後は、聴覚的理解（単語）の場合と同じように、その語彙/ tokei / に対応する意味記憶を活性化させるという最終段階に入ります。その人の認知体験に応じた時計の意味記憶にもとづく、さまざまな時計の視覚的表象や、聴覚的表象が活性化することでしょう。

▲**入力文字辞書**　入力文字辞書は、私たちの脳内にある文字の記憶が貯蔵されている倉庫と言い換えることができます。日本語話者の場合、漢字や平仮名やカタカナなどの形態の記憶が集まったところです。例えば「ㅓ」「ㅜ」という形態は、それぞれハングル文字の要素（形態素と言います）ですが、日本語文字の形態辞書には存在しないため、朝鮮語圏の人は文字（の要素）と捉えることが出来ても、日本語圏の人はそれを文字として捉えることはできません。しかし「ト」「ロ」という形態素は、日本語圏では、/ to //ro / という音韻を表示していますが、ハングル文字の中にもきわめて似た形態が存在し、それぞれ/ a //m / という音素を表示しています。このため、どちらの言語圏で生活する人もそれぞれこれら「ト」「ロ」という形態を文字として捉えることが可能です。つまり、「ト」「ロ」という形態素は、日本語圏の人の入力文字辞書にも韓国語圏の人の入力文字辞書にも存在していることになります。このように人の脳の中には、その母国語に応じた文字辞書が存在しているわけです（図31）。

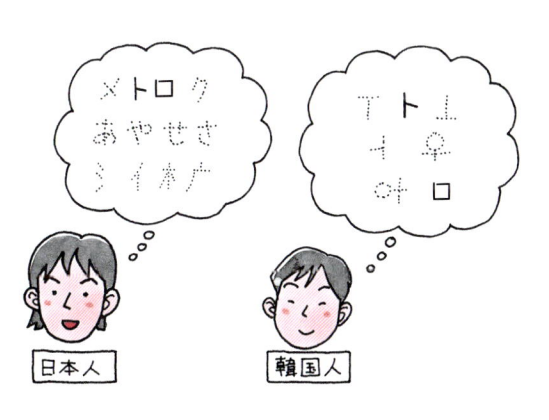

図31　文字形態辞書

---

b）語彙ルート（非音韻ルート）

このルートは、簡単に説明すると、「時計」という文字を見て、頭の中で音韻に変えずに（黙読をせずに）、語彙であると認知し、その意味がわかるという経路のことです。つまり文字を音韻に変換せず、語彙／意味処理をするということですが、具体的にはどのような処理なのでしょうか？

④文字からの語彙照合（入力語彙辞書）

唐突ですが、皆さんの目の前に「海老舗」という文字が提示されたとします。この中に単語が隠されています。何をみつけましたか？「エビ」ですか？それとも「シニセ」ですか？

```
①        ②       
文字入力  →  形態認知  ③文字照合   入力文字辞書   ④語彙照合
                                  ↓音韻照合                    入力語彙辞書
音声入力 → 音響分析  音韻照合  入力音韻辞書  語彙照合   （音韻・文字など）  ⑤意味照合(decoding)
                                                                              意味記憶  ← 意味照合(decoding) ← 形態認知 ← 非言語的記号の入力
構音運動実行  ← 構音運動プログラム  ← 音韻配列（音韻出力バッファー）  ← 音韻選択  出力音韻辞書  ← 音韻選択  出力語彙辞書（音韻・文字など）  ← 語彙選択(encoding)
（音声表出）
                              モーラ分解・抽出
                              文字選択
書字運動実行  ← 書字運動プログラム  ←  文字選択  出力文字辞書  ← 文字選択
（文字表出）
```

●読解―語彙ルート（非音韻ルート）

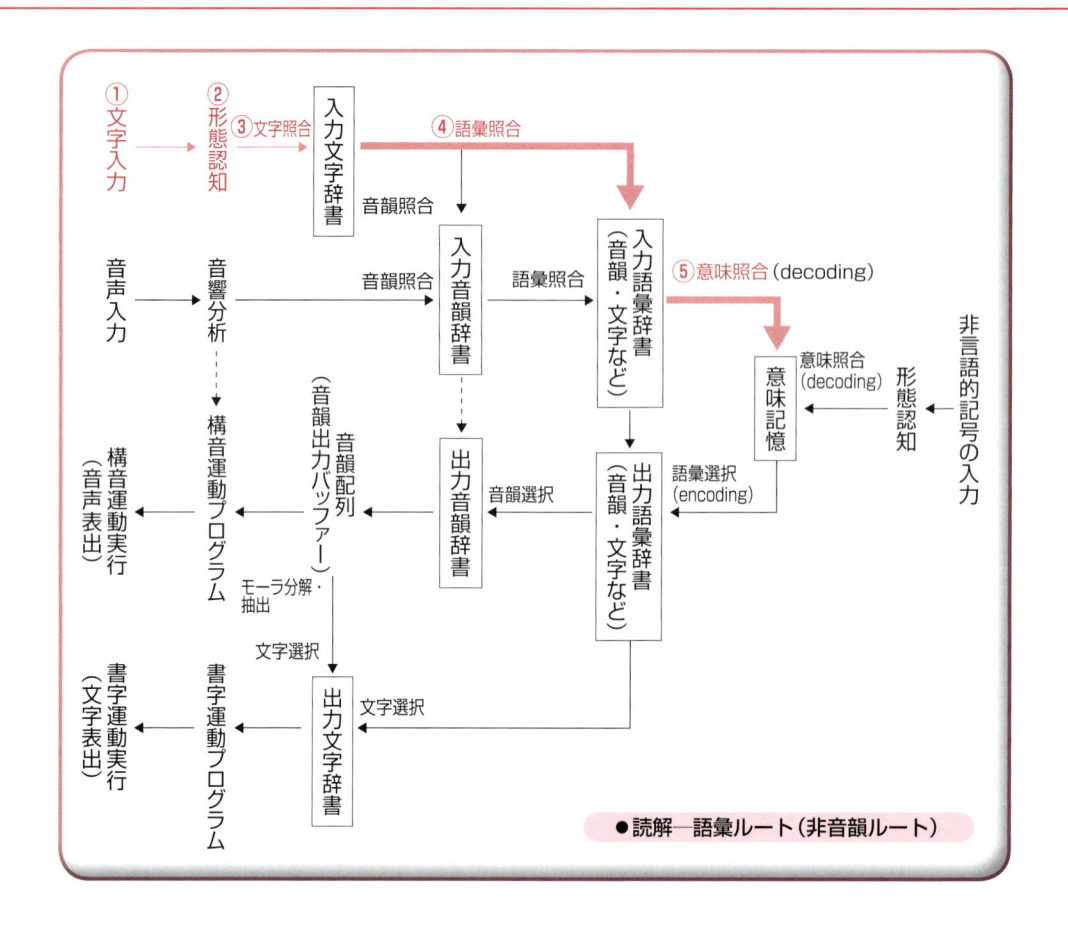

　もしかすると皆さんの中には読み方がわからなくても、意味があまり理解できなくても、何となく単語かなと感じることができた方がいらっしゃるかも知れませんね。さて、それではなぜ、「海老」あるいは「老舗」という区切りをみつけることができたのでしょう？ここでその理由を考えてみましょう（図32）。

　まず、「海老」や「老舗」という単語の特徴について考えてみましょう。これらのような漢字1文字ずつの読み方とは無関係に、単語全体で決められている読み方を熟字訓と言います。個々の漢字にはそれぞれ音読み・訓読みという音韻が対応していますが、これらの単語の読みはそのどちらにも該当しません。このような単語は、漢字1文字1文字を直接音韻に変換しても、正しい読みに到達することはできないため、音韻ルートでは読解に至ることができません。このような単語を正しく読解するためには、まず、単語全体を「ひとかたまり」の語彙としてとらえる必要があります。

　それでは「単語をひとかたまりの語彙としてとらえる」ために、私たちの脳内でどのようなことが行われているのでしょうか。聴覚的理解

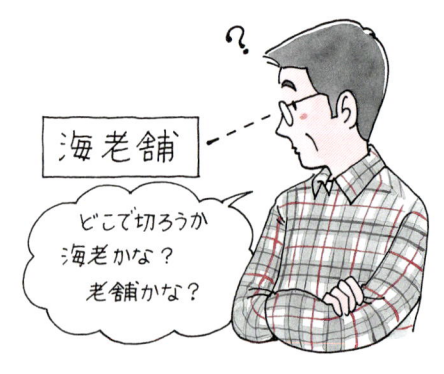

図32　文字の区切り

の項で入力語彙辞書について説明しましたが（P15参照）、入力語彙辞書は音韻からばかりでなく、文字からもアクセスできるようになっています。表音文字である仮名で書かれた単語の場合、通常、脳はまず1文字ずつ音韻変換を行いつつ、語彙処理へ進もうとするわけですが、「海老」や「老舗」のような、1文字ごとの音韻変換では読めない熟字訓を持つ単語の場合、単語全体を直接語彙照合にかけることになります。ですから、さきほど「海老舗」という文字列の中から「海老」を見つけた方は、語彙辞書の中の「海老」という項目、また先に「老舗」を見つけた方は「老舗」という項目と照合したわけです。

　ちなみに、このような直接的な文字／語彙照合は漢字単語に限ったことではありません。仮名単語であっても、常に仮名で書かれていて、日常生活上目にする頻度も高い単語（通常仮名表記語と言います）は、最初は音韻ルートを用いて読解されていても、徐々にいちいち音韻変換されなくなり、文字列全体から直接語彙照合されるようになる場合があります。身近な例を挙げますと、「くりぃむしちゅー」という通常平仮名で書かれることのなかった単語は、最初に目にしたほとんどの人は"なんて書いてあるんだろう"と思って、1文字ずつていねいに音韻変換していたと思いますが、これほど毎日目にするようになると、最近では見た瞬間に語彙処理されているのではないでしょうか。

　「時計」の例に戻りますと「時計」が「時」と「計」という文字で構成されているということが理解された後は、仮名単語「とけい」の場合のように、音韻ルートで1文字ずつ文字／音韻変換を行うことは適切ではありません。なぜなら「時」という文字は／to／、／ji／、／toki／など変換可能な音韻の候補が複数存在しますし、「計」という文字にも／kei／、／hakaru／など複数の音韻の候補が存在するため、「時計」という文字列から／tokei／という音韻（読み）を一義的に決定することができないからです。そこで先ほど説明したように、「時計」という文字列全体から直接語彙照合を行う必要があります（図33）。

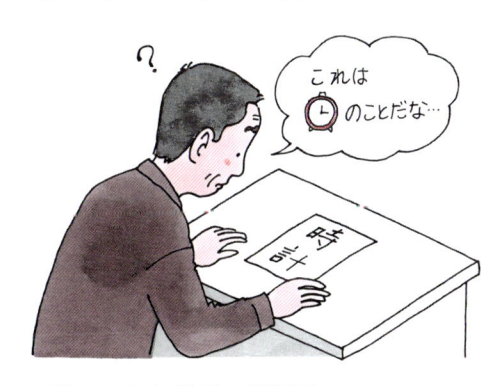

図33　文字（単語）／語彙照合

　この段階の障害　例えば、漢字の羅列の中から、隠れている単語を探すパズルなどが困難になると思われます。また、時計や鉛筆などの漢字文字列が語彙であるか否か（実在語か否か）を判断させる検査での成績が低下することが予測されます。

⑤意味照合（意味記憶の活性化）

　その後は、音韻ルートと同じように、その語彙に対応する意味記憶を活性化させることになります。

▲**二重回路仮説**　読解や、次の項で説明する音読に関わる文字の処理過程を、音韻ルートと語彙ルートという２つのルートに分ける考え方は、**二重回路仮説**と呼ばれます。日本では、音韻ルートと語彙ルートは、それぞれ仮名単語と漢字単語の処理に該当すると考えられた時期もあったのですが、最近では、二重回路仮説を、単に仮名対漢字という対比で捉える人はいなくなっています。

5 音読（単語）―「声に出して読んでください」

単語の音読の検査では、被験者に対して、漢字や仮名で書かれた単語（「時計」や「とけい」など）を提示します。そして、被験者にその文字を声に出して読んでもらいます（図34）。ここでは、文字を見てそれを声に出して音読するまでのプロセスを考えてみます。

音読には大きく３つのルートがあり、健常者の場合には３つのルートが複合的かつ正常に機能することで、合理的な音読が可能になっています。ところが失語症者では、それらのルートがさまざまな程度に障害され、音読能力が制限されるばかりか、健常者にはみられないような特徴的な読み誤りが出現します。

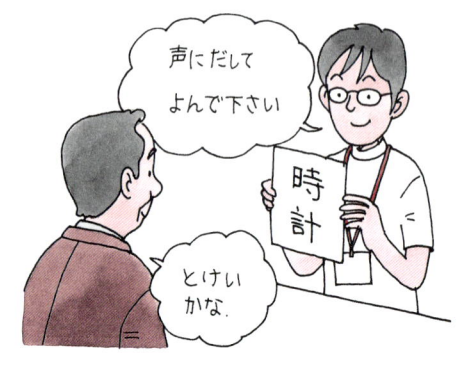

図34　音読

まず、音読に関与する３つの情報処理ルートについて考えてみましょう。

a）音韻ルート

目に入ってきた文字を１文字ずつ音韻に変換していくルートです。音韻ルートの基本的な情報の流れは、①文字入力→②形態認知→③文字照合（入力文字辞書）→④音韻照合（入力音韻辞書）で、読解における音韻ルートと共通です。その後、語彙照合から先の処理を伴うか否かで、さらに２つのルートに分かれます。

a-1）非語彙的音韻ルート

このルートで処理される音読の典型例は、表音文字である仮名１文字を音読する場合（「あ」という文字を見て［a］と音読する）です。ここでは仮名１文字を語彙とは捉えず、単なる表音文字と考えることにします（図35）。

①〜④の処理に続いて、⑤音韻選択（出力音韻辞書）→⑥音韻配列（音韻出力バッファー）→⑦構音運動プログラム→⑧構音運動実行（音声表出）という処理が続きます。

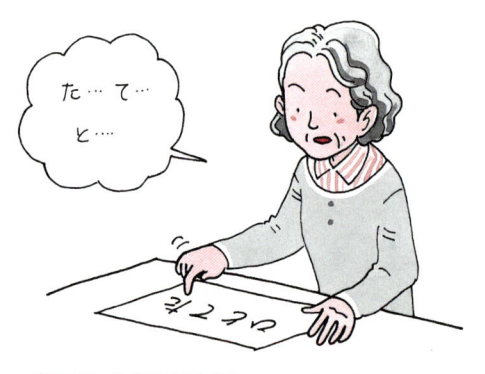

図35　非語彙的音韻ルート

1 認知神経心理学的にみた下位検査の情報処理モデル

```
①文字入力 → ②形態認知 → ③文字照合 [入力文字辞書] ④音韻照合
                                         ↓
音声入力 → 音響分析 → 音韻照合 [入力音韻辞書] → 語彙照合 [入力語彙辞書（音韻・文字など）]
                                                    ↓ 意味照合(decoding)
                                                  [意味記憶] ← 意味照合(decoding) ← 形態認知 ← 非言語的記号の入力
                                                    ↓ 語彙選択(encoding)
⑧構音運動実行（音声表出） ← ⑦構音運動プログラム ← ⑥音韻配列（音韻出力バッファー） ← ⑤音韻選択 [出力音韻辞書] ← 音韻選択 [出力語彙辞書（音韻・文字など）]
                                                                                                         ↓ 文字選択
書字運動実行（文字表出） ← 書字運動プログラム ← モーラ分解・抽出／文字選択 [出力文字辞書]
```

● 音読―非語彙的音韻ルート

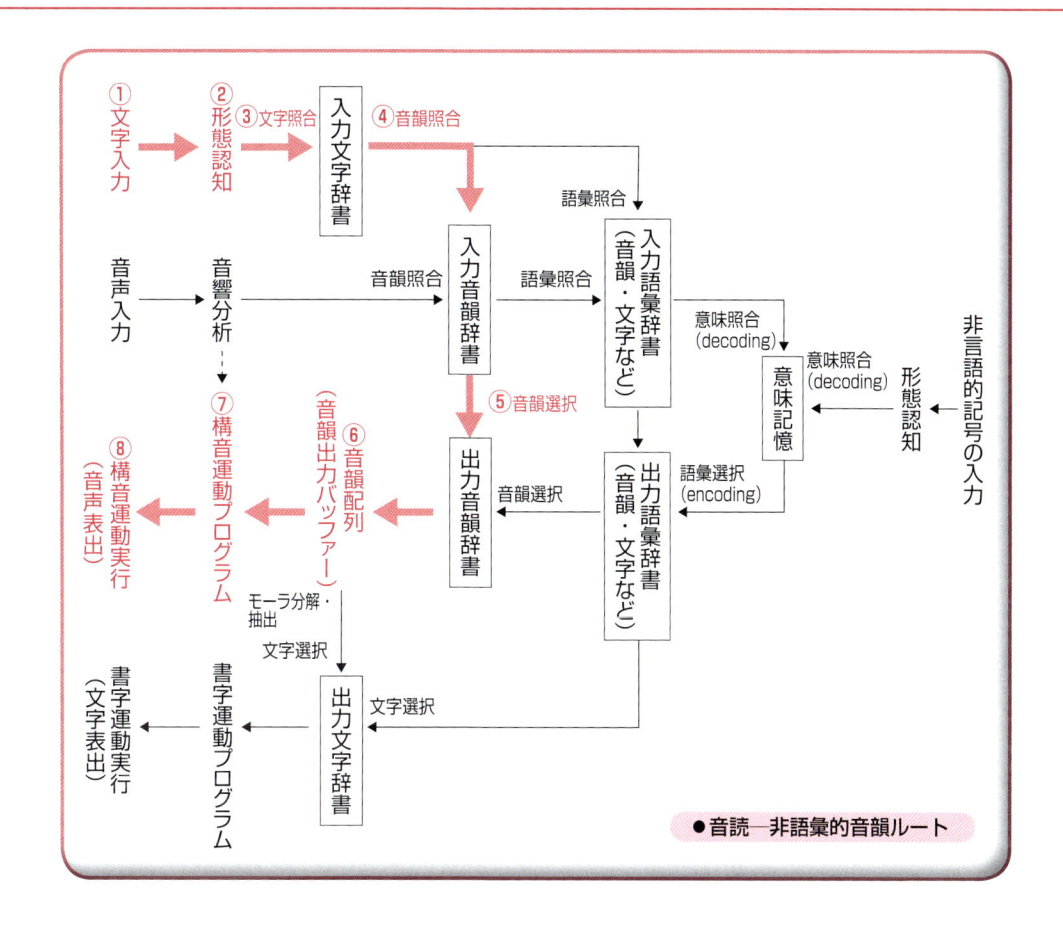

④で行われる文字からの音韻照合（文字／音韻変換）によって活性化された音韻と同じ音韻が、出力音韻辞書から選択され、音韻出力バッファーの上に呼び出されるプロセスです。

ちなみに、仮名非語の音読もこのルートで処理されます。ただし、1文字だけを音読する場合に比べ、複数の仮名文字を音韻変換し、次々と構音プログラムへと送り出してやらなければならないため、音韻出力バッファーにかかる負荷が大きくなります。

漢字音読の際にも、非語彙的音韻ルートが適用される場合があります。患者さんの中には、漢字単語の意味がわからないため正しく音読できないものの、文字一つひとつの読みは正しいというケースが存在します。例えば、「電車」という文字を見て、意味を理解しないまま"デングルマ"と音読するようなケースです。つまり、漢字単語であっても、語彙照合・意味照合を伴わず、1文字ごとに音韻変換し、音読される場合があるわけです。このような症状は、しばしば**超皮質性感覚失語**や**語義失語**に合併する失読症状で、**表層性失読**と呼ばれます（図36）。p38参照。

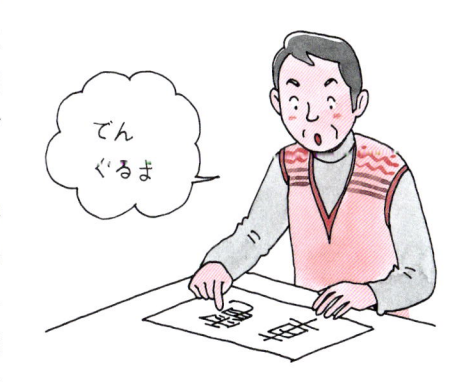

図36 語彙照合・意味照合を通らない漢字単語の音読

[図: 音読—語彙的音韻ルートの処理フロー図]

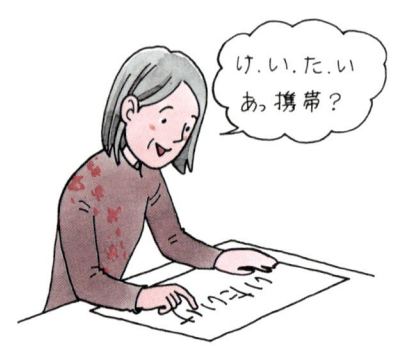

●音読―語彙的音韻ルート

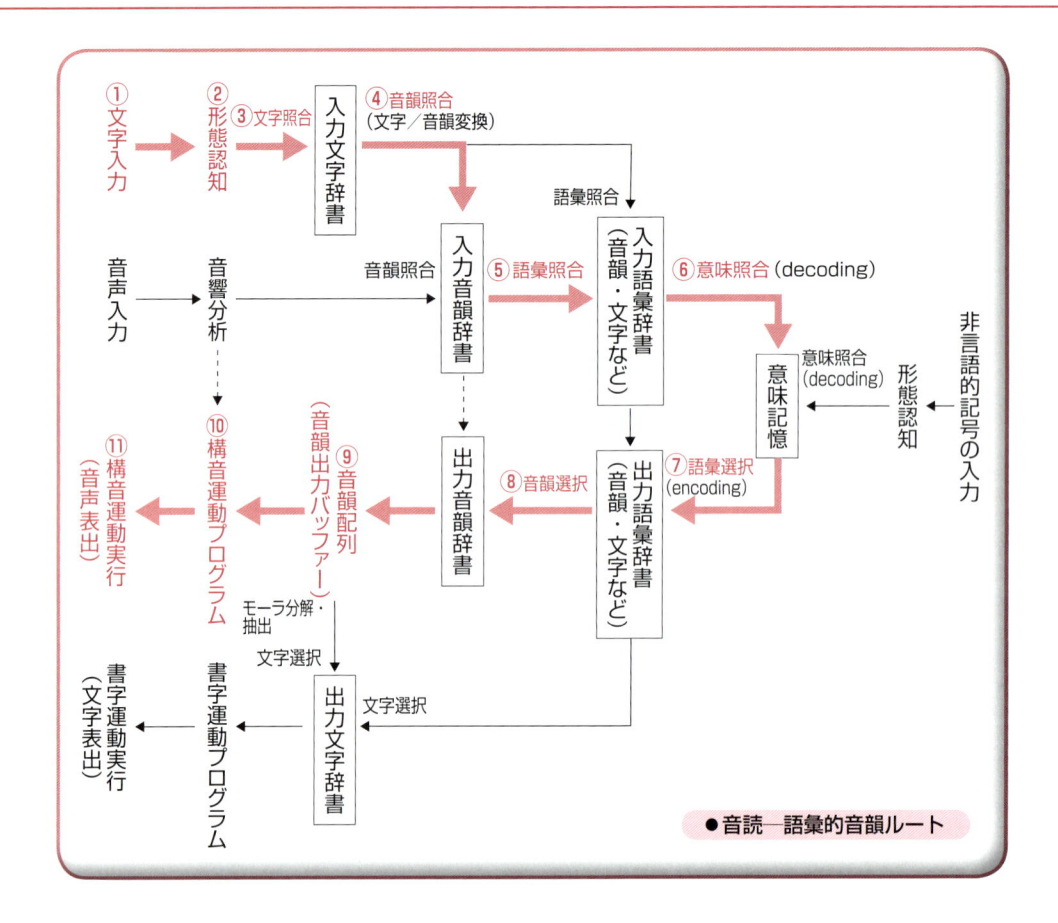

a-2）語彙的音韻ルート

このルートは、主として仮名単語の音読の際に機能するルートです。仮名単語「とけい」の音読を例にとります（図37）。

①〜④の処理に続いて、そのまま非語彙的音韻ルートで、非語のように「逐字読み」していくことも可能ですが、通常は、語彙照合および意味照合が並行して行われると考えるのが自然です。

つまり、①〜④の処理に続いて、⑤語彙照合（入力語彙辞書）→⑥意味照合（意味記憶の活性化）→⑦語彙選択（出力語彙辞書）→⑧音韻選択（出力音韻辞書）→⑨音韻配列（音韻出力バッファー）→⑩構音運動プログラム→⑪構音運動実行（音声表出）というルートです。さらに、可能性としては⑤語彙照合（入力語彙辞書）と⑦語彙選択（出力語彙辞書）を結ぶルートもありえます。

このルートは、言い換えると、「読みながら、並行して意味をも理解する」という処理になります。⑦以降は呼称です。

図37　語彙的音韻ルート

音韻ルートの障害　音韻ルートが障害されると、文字を音韻に変換する事が困難にな

るため、非語音読の成績が著しく低下します。一方、単語は、次項で述べる語彙ルートが使えるため、非語に比べ音読成績が保たれます。このような成績差のことを語彙性効果といい、このような特徴を示す失読のパターンを**音韻性失読**と呼びます。また、このタイプの失読では、非語の音読の際、似ている綴りの実在する単語に読み誤りやすいことも知られており、語彙化錯読と呼ばれています（たとえば、「ききりすぎ」を"きりぎりす"と読むなど）（図38）。

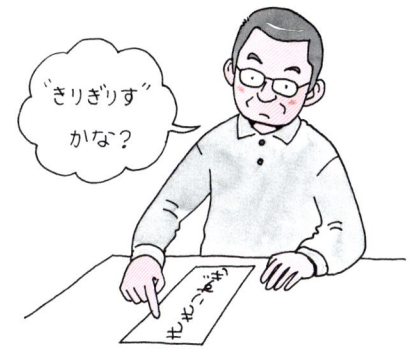

図38　語彙化錯読

▲**深層性失読について**　音韻性失読と類似の障害メカニズムを有する失読に「深層性失読」があります。音韻性失読と深層性失読は、いずれも音韻ルートの障害された失読であるという点で共通しています。このため両者ともに、非語の音読が顕著に障害されるという共通点を持っています。深層性失読では、それに加えて、意味性の錯読が生ずることが特徴とされています（「警察官」に対して"おまわりさん"、「甥」に対して"いとこ"など）。その他、名詞が最も読みやすいというような、品詞による音読成績差（品詞効果）も報告されています。深層性失読は音韻ルートの障害と、語彙照合および意味照合の段階での障害を併せ持ったものと考えられています。「深層性」という字面から、「表層性失読」の対概念と捉えられがちですが、むしろ「音韻性失読」と「表層性失読」が対概念になります（図39）。

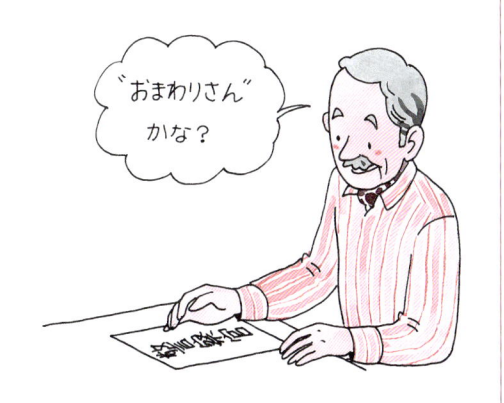

図39　深層性失読

b）語彙ルート（非音韻ルート）

音読における語彙ルートとは、簡単に言うと「単語の1文字ずつを音韻に変換するのではなく、単語の文字列全体をまず語彙照合し、その後で音韻を改めて選択・配列し、発話に至るルート」です。熟字訓を持つ漢字単語や、表記妥当性が高く、出現頻度の高い仮名単語を音読する際に用いられるルートです。

前半は、①文字入力→②形態認知→③文字照合（入力文字形態辞書）→④語彙照合（入力語彙辞書）→⑤意味照合（意味記憶の活性化）で、ここまでは読解における語彙ルートと共通です。続いて、⑥語彙選択（出力語彙辞書）→⑦音韻選択（出力音韻辞書）→⑧音韻配列（音韻出力バッファー）→⑨構音運動プログラム→⑩構音運動実行（音声表出）となります。⑥以降はすでにお馴染みの「呼称」です。

このように語彙ルートによる音読は「単語の読解」と「呼称」が組み合わさったような処理過程になります（図40）。

このルートの障害　例えば、「秋刀魚」や「土産」など熟字訓で読まれる漢字単語や、「歌

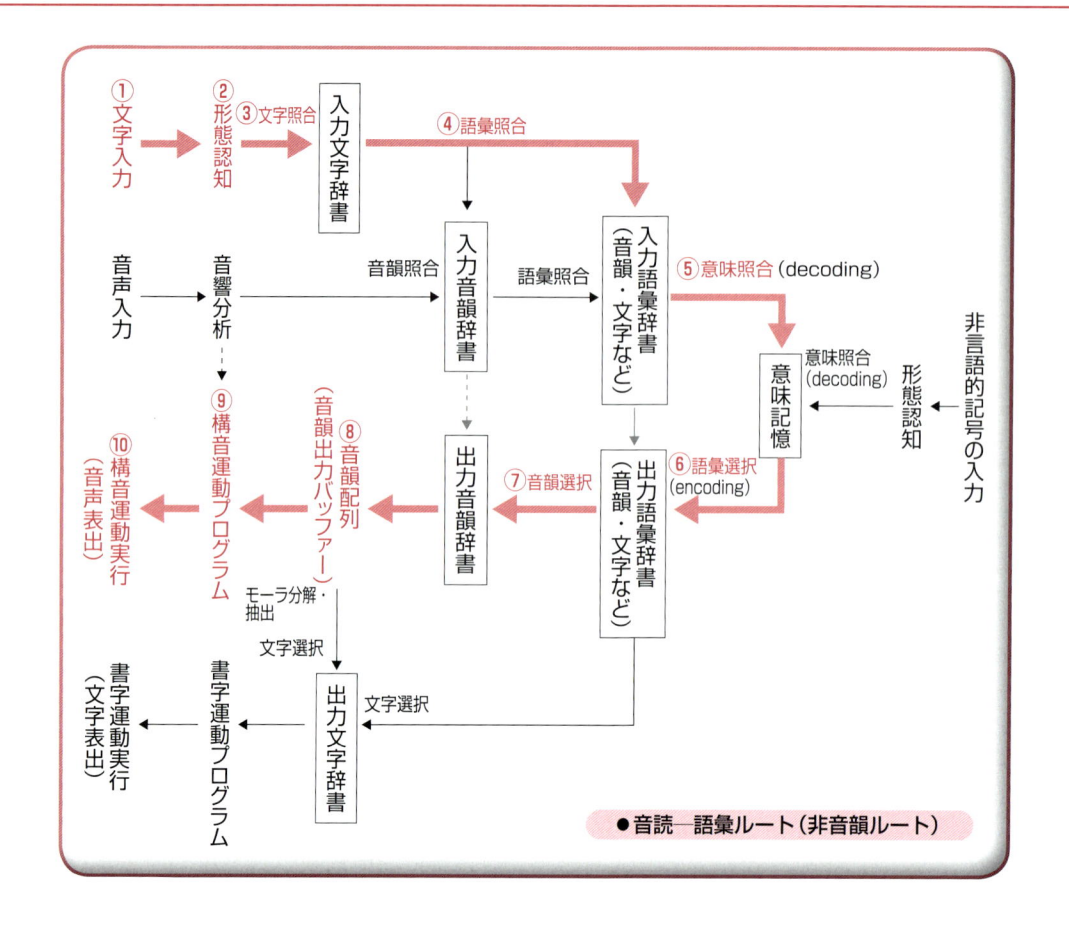

```
①文字入力 → ②形態認知 → ③文字照合 → 入力文字辞書 → ④語彙照合 → 入力語彙辞書（音韻・文字など） → ⑤意味照合(decoding) → 意味記憶 ← 意味照合(decoding) ← 形態認知 ← 非言語的記号の入力

音声入力 → 音響分析 → 音韻照合 → 入力音韻辞書 → 語彙照合 → （上記入力語彙辞書へ）

出力音韻辞書 ← ⑦音韻選択 ← 出力語彙辞書（音韻・文字など） ← ⑥語彙選択(encoding)

⑩構音運動実行（音声表出） ← ⑨構音運動プログラム ← ⑧音韻配列（音韻出力バッファー） ← 出力音韻辞書

モーラ分解・抽出／文字選択 → 出力文字辞書 → 文字選択 → 書字運動プログラム → 書字運動実行（文字表出）
```

● 音読─語彙ルート（非音韻ルート）

姫」「物語」など、読み方が典型的でない漢字単語などの音読が困難となります。一方、「あ」や「く」などの仮名1文字や「ひしね」や「むはせ」などの非語、さらに「ばなな」や「あるばいと」などの通常の表記形体と異なる（表記妥当性の低い）仮名単語などの音読も可能です。このような特徴を呈する失読のパターンを表層性失読と呼びます。

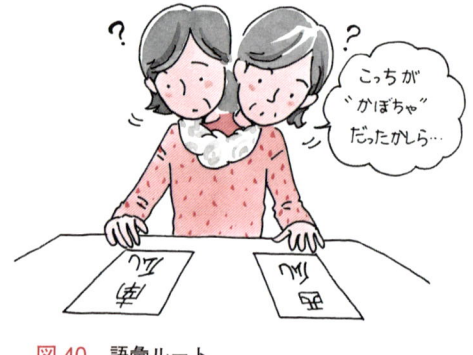

図40　語彙ルート

▲**語彙ルートでの音読と呼称**　　語彙ルートでの音読における後半の情報の流れが呼称と共通であることは本文の中でも述べました。一方、入力刺激は、呼称の場合は絵や物などの非言語的記号であるのに対して、音読では文字という言語記号です。たとえ熟字訓や非典型読みの単語であっても、文字には音韻情報があります。多少なりとも音韻ルートからのサポートが得られることがあるので、呼称訓練の目的で語彙ルートでの単語音読を用いるというというアイデアを知っておくと臨床的に役に立ちます。

6 書称―「これは何ですか？書いて下さい」

絵を見てその名称を書く書称では、呼称と同じように、通常被験者の前に絵を提示します。そして、その意味を担う言語記号、すなわち「名称」を文字で表出してもらいます（図41）。

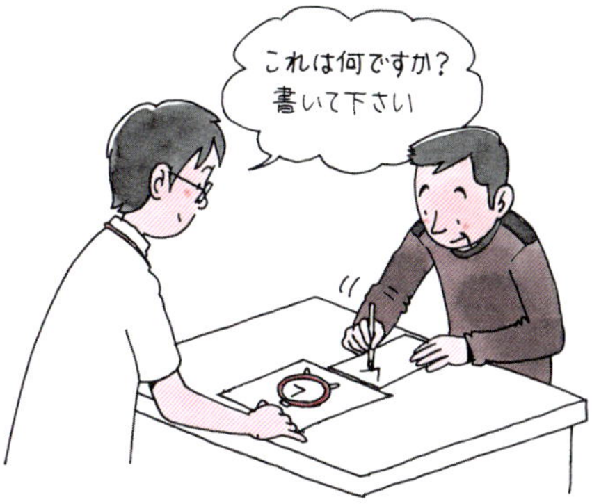

ここでは、検査者が提示した絵（例：時計の絵）を患者さんが見て、その単語の名称を書くまでのプロセスを考えてみます。

最初の情報の流れは、①非言語記号（実物・絵・写真など）の入力→②形態認知→③意味照合（非言語記号の decoding）→④語彙選択（出力語彙辞書）で、呼称の場合とまったく同じです。

図41　書称

④の後は、大きく分けて2つのルートが考えられます。1つは、呼称と同様に頭の中で音韻の選択と配列を行い、その後、文字を1つずつ想起して書字に至るルートで、もう1つは語彙から直接、単語全体として文字を想起して書字に至るルートです。

それでは以下に2つのルートについて説明していきたいと思います。

a）音韻ルート（音韻選択・配列を行った後、書字に至るルート）

このルートは、主として仮名単語の書称で用いられるルートです。「とけい」を例に考えてみます。

①～④の処理の後、さらに⑤音韻選択（出力音韻辞書）→⑥音韻配列（音韻出力バッファー）と、呼称とまったく同様に情報が流れますが、その後は少し異なります。

⑦モーラ分解・抽出

音韻の配列が完了した後、呼称では、音韻情報がなかば自動的に構音運動プログラムに送られて、音韻が音声化されるのですが、仮名で表出する場合には、配列された音韻を1番目から順に1つずつ抽出しなくてはなりません。具体的には、"1番目は「とけい」の「と」、2番目は「とけい」の「け」、3番目は「とけい」の「い」"、という具合です。これは意識的に行う必要があります。この操作ができないと、仮名でことばを書き表すことはできません。一般に、失語症者にとって仮名書字が困難であることが多いのは、単に仮名文字が思い浮かばないという理由だけではなく、この「音韻抽出」が難しいという理由によることが多いのです。

この段階の障害　「モーラ分解・抽出障害」です。口では正しくその単語が言えているのに、それが何モーラの単語なのか、何モーラ目がどの音韻なのか、ということを意識することが困難になります。

ちなみに、古くから知られている「／か／がありますか検査」や「／か／がどこにあり

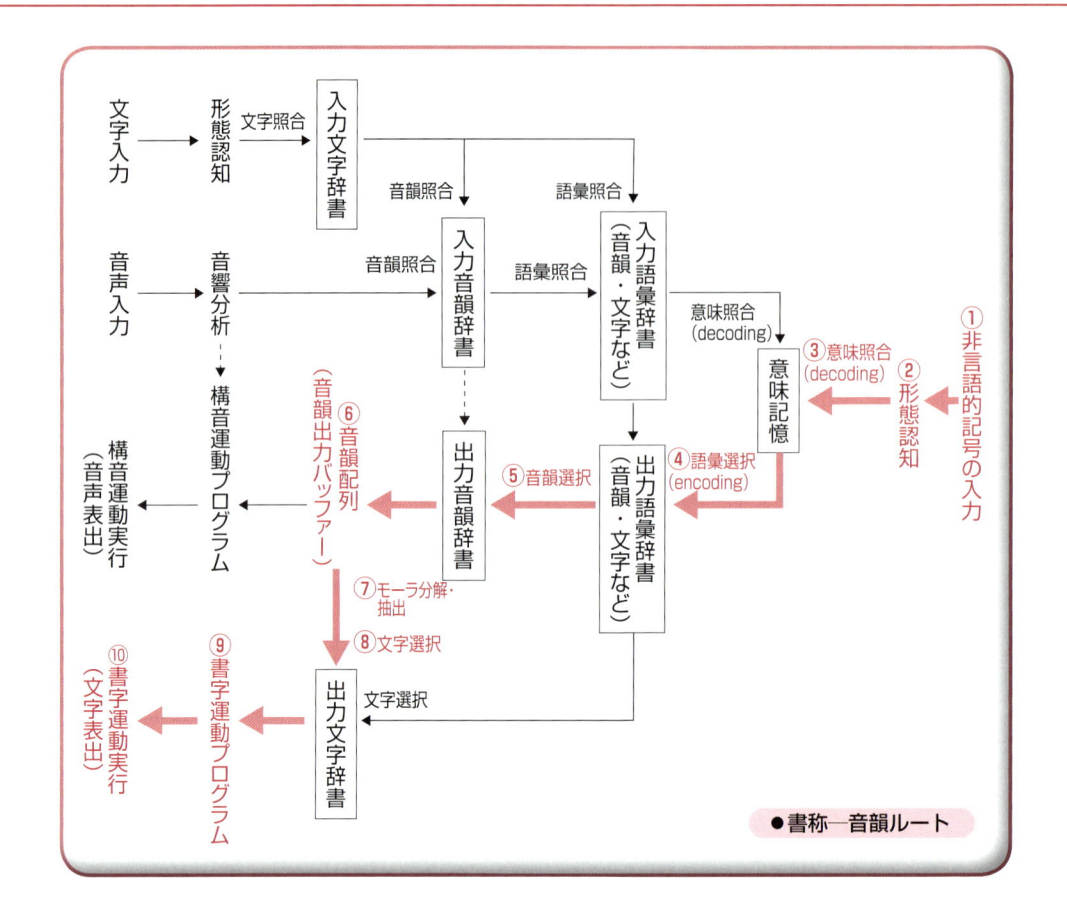

[図：書称─音韻ルート]

●書称─音韻ルート

ますか検査」は、ここの機能を調べるための検査です（図42）。

また、このような能力のことを、認知神経心理学では、**音韻操作**（phonological manipulation）と呼んでいます。音韻操作能力を評価する検査としては、そのほか、「無意味語の復唱」「単語の逆唱」「拍削除」などがあります。

⑧文字選択（出力文字辞書）

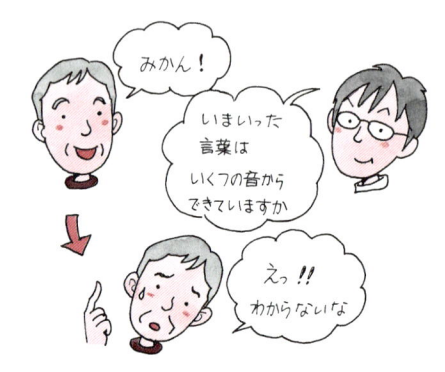

図42　モーラ分解検査

分解・抽出された音韻に対応する仮名文字を文字辞書から1つずつ選択します。つまり、ここでは「と」「け」「い」という文字が、順番に1文字ずつ脳の中で思い起こされるわけです。

このとき、/to/→「と」、/ke/→「け」などと、音韻を文字に変換するための規則のことを、音韻/文字変換規則と言います。読解の項（p30）で出てきた文字/音韻変換規則と逆方向の変換規則です。英語では phoneme/grapheme conversion rule 略して **PGC rule** と言います。

　この段階の障害　いわゆる「失語性の失書」すなわち、文字想起の障害です。

⑨書字運動プログラム

次に、脳内に正しく想起された文字の形態を書きあらわすのに必要な、手指の動きに関する運動のプログラム（設計図）を、書字運動記憶から選択する段階です。

この段階の障害　**失行性失書**と言われている症状で、文字の形態は頭にイメージできているにもかかわらず、書字という行為を実現することが困難になる状態です。この場合、写字を行うように促されても、どこから書き出してよいかわからず、書き順を間違えたり、文字をあたかも図形のように模写するなどの症状が現れます。

⑩書字運動実行（文字表出）

次に書字運動プログラムに従って上肢・手指を支配する神経が発火し、最終的に書字に至るための器官（上肢・手首・手指など）の諸筋群を動かすということになります。

> ▲**構成失書について**　本文中の「失行性失書」と似ていて紛らわしいのですが、構成失書はその背景に構成障害とよばれる障害があり、書字に限らず図形の模写や積み木を用いた模様合わせなど、空間に関わるさまざまな操作が困難になります。一方、失行性失書は書字に関する運動記憶を想起する段階の障害で、構成障害とは異なります。

b）非音韻ルート（音韻を介さず直接書字に至るルート）

このルートは、主として漢字単語の書称で用いられるルートで、語彙から直接文字を想起して書字に至るルートです。「時計」を例に考えてみます。①～④の処理は共通です。

⑤文字選択（出力文字辞書）

このルートでは、④の語彙選択の段階で語彙に関する文字の情報を受け取り、直接文字辞書を検索して当該の文字を選択します。しかも、ここでは「時計」という2文字が1つの単位として（ひとかたまりとして）思い起こされるわけです。

そのような便利なルートがあるなら、すべてこのルートで書称すればよいではないか、と思われることでしょう。ところが、この方法で処理される単語は限られています。

〔例1〕日常生活において頻繁に目にする単語：例えば、重度の失語症者が、山の絵を見て、/yama/という音韻は思い浮かばないのだけれど、「山」という文字が思い浮かぶという場合、このルートで書称していると考えられます。

〔例2〕音韻と綴りの対応が例外的な単語：アルファベットを用いない日本語の場合、「綴り」と聞いてもピンとこないかもしれませんが、たとえば「電卓」とい単語を例にとると、/den/→「電」、/taku/→「卓」というような、音韻と文字との対応のことを指しています。そして、「電卓」の場合には、音韻と綴りの対応の規則性が高いと言えます。

それに対して、音韻と綴りの対応が例外的な単語というのは、「煙草」「七夕」「老舗」などのように、音韻を一つひとつ文字に変換するという方法では正しい書称に至ることのできない単語のことです。

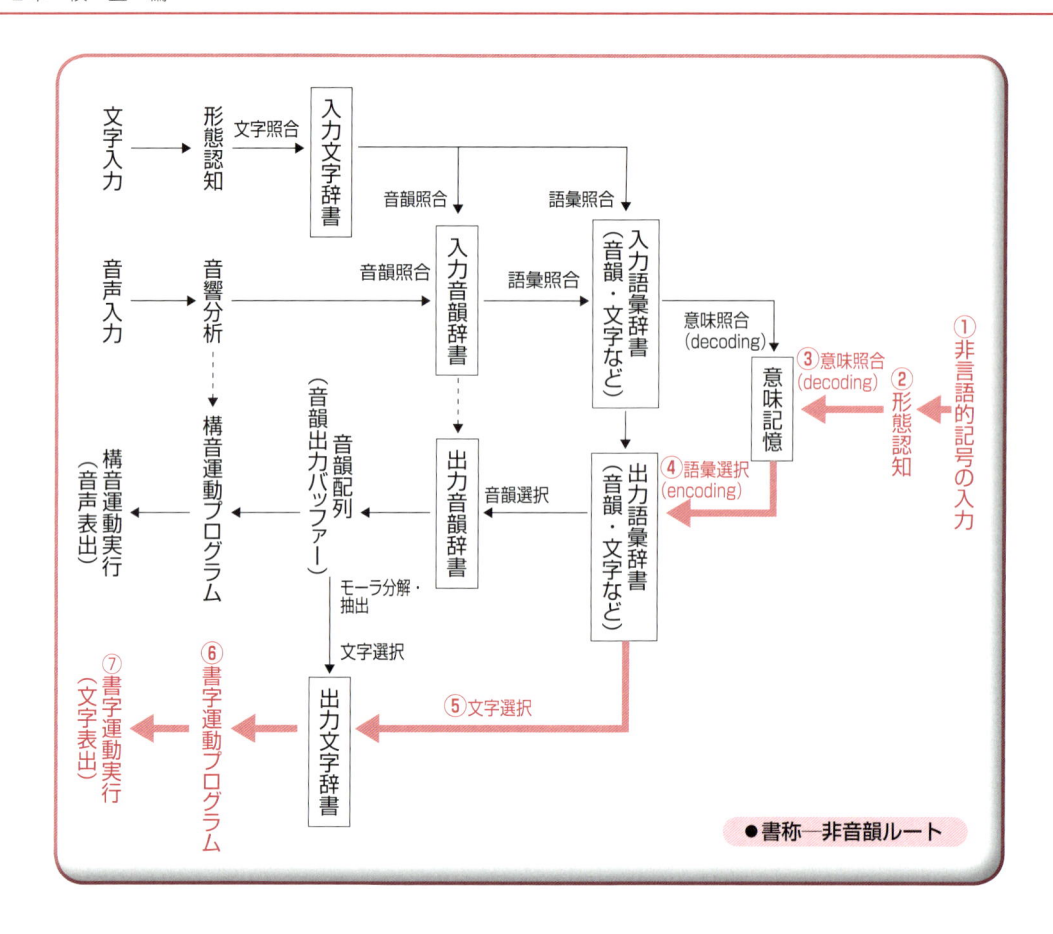

```
文字入力 → 形態認知 → 入力文字辞書
                         ↓ 音韻照合    ↓ 語彙照合
音声入力 → 音響分析 → 入力音韻辞書 → 入力語彙辞書（音韻・文字など）
                                         ↓ 意味照合(decoding)
                                         意味記憶 ← ③意味照合(decoding) ← ②形態認知 ← ①非言語的記号の入力
                                         ↓
構音運動実行（音声表出） ← 構音運動プログラム ← 音韻配列（音韻出力バッファー） ← 出力音韻辞書 ← 音韻選択 ← 出力語彙辞書（音韻・文字など） ← ④語彙選択(encoding)
                                                                              ↓ モーラ分解・抽出
⑦書字運動実行（文字表出） ← ⑥書字運動プログラム ← 出力文字辞書 ← ⑤文字選択
```

●書称—非音韻ルート

その後の処理は音韻ルートによる書称と同様に、⑥書字運動プログラム→⑦書字運動実行（文字表出）と続きます。

7 書取—「私が言う通りに書いてください」

漢字単語や仮名単語の書取は、通常被験者に、単語を音声で与え、その単語を文字で書きあらわしてもらいます（図43）。例えば、検査者の"とけい"という発話を聴いて、「時計」、「とけい」、「トケイ」など書くことです。

聞き取った音声をその通りに文字で出力する書取は、聞き取った音声をその通りに音声で出力する復唱の処理過程との共通性が少なくありません。

ここでは、書取のプロセスを、復唱との共通性を踏まえて説明したいと思います。両モダリティーに共通な情報の流れは、①音声入力→②音響分析→③音韻照合（入力音韻辞書）です。

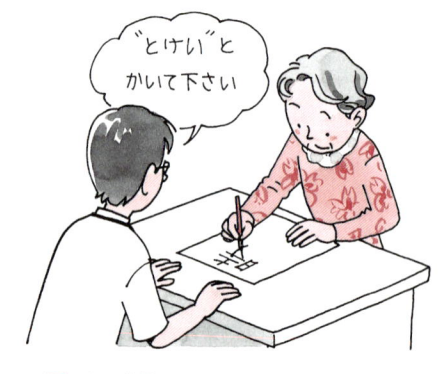

図43 書取

a) 非語彙的音韻ルート

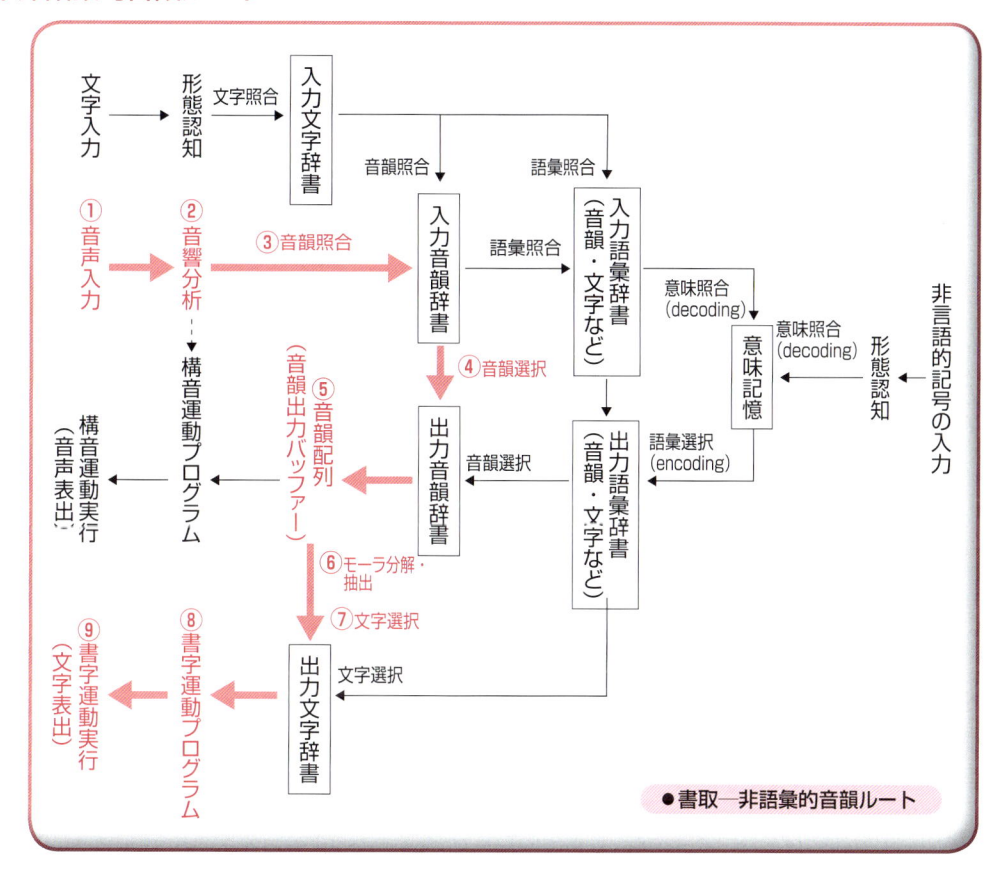

●書取―非語彙的音韻ルート

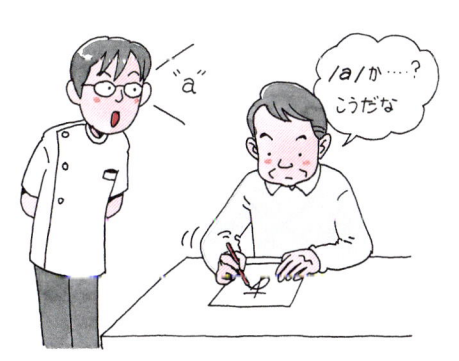

図44 非語彙的音韻ルート

　耳に入ってきたことばを、音響処理し、音韻として正しく捉えた後、その音韻を文字に変換して出力する処理で、もっともシンプルな例は、1モーラの語音を仮名1文字で書き取る場合（［a］という音声を聞いて「あ」と書き取る）です（図44）。

　復唱の項でも述べましたが、ここでも1モーラを語彙とは捉えず、単なる音韻の1単位と考えています。最初の4つの処理過程は、1モーラの復唱と同様です。

　①～③の処理に続いて、④音韻選択（出力音韻辞書）→⑤音韻配列（音韻出力バッファー）→⑥モーラ分解・抽出→⑦文字選択（出力文字辞書）と進みます。

　⑦で、音韻／文字変換規則（PGC rule）に従って、頭に浮かんでいる音韻から1つずつ文字を想起します。また、ここでは1モーラの書取ですので、⑤および⑥の役割はあまり重要ではありません。

　続く処理は、⑧書字運動プログラム→⑨書字運動実行（文字表出）となります。

　このように、（語彙ではない）仮名1文字の書取では、次に述べる語彙（単語）の書取の

場合ように、語彙辞書や意味記憶の関与はありません。

　複数モーラからなる非語（無意味語）の書取も基本的に同様のルートで処理されますが、⑤音韻配列（音韻出力バッファー）→⑥モーラ分解・抽出の処理が重要になります。聞き取った語音を、聞き取った順番通りに出力するために配列し、忘れないように把持し、そして、1モーラずつ取り出して仮名に変換していく処理です。このことは次の項でも繰り返し述べます。

b）語彙ルート

　次に、単語の書取について考えてみましょう。①〜③の流れは前項同様です。

　書き取る素材が単語（語彙）である場合には、①〜③と進んだ後、語彙照合、さらに意味照合がなされます。すなわち、今言われたことばが自分の脳の中に登録されているかどうか（語彙であるかどうか）についての照合がなされ、さらに、その語彙はどのような意味を指し示しているのかについての照合がなされるわけです。そして、意味を理解した上で、改めて同じことばを書字で表出するということになります。このように、意味を担う単語の書取は、復唱の場合と同じように、記憶だけに依存する処理ではなく、いったん理解したことばを自ら改めて表出するという「再生」の要素を含んだ処理です。③の後は、④語彙照合（入力語彙辞書）→⑤意味照合（意味記憶の活性化）→⑥語彙選択（出力語彙辞書）という流れになります。⑤までの処理が理解で、⑥以降の処理は表出です。⑥以降は書称とまったく同様で、音韻ルートと非音韻ルートの2つのルートに分かれます。音韻ルートは、「音韻を想起・配列した上で1モーラずつ文字に変換し、書字に至るルート」、非音韻ルートは、「音韻の想起を伴わず、直接文字全体を想起し、書字に至るルート」です。

b-1）音韻的語彙ルート

　このルートは、口に出すか出さないかは別として、頭の中で復唱をし、その状態を保ちながら、1モーラずつ文字に変換していくルートです。⑦音韻選択（出力音韻辞書）→⑧音韻配列（音韻出力バッファー）→⑨モーラ分解・抽出→⑩文字選択（出力文字辞書）→⑪書字運動プログラム→⑫書字運動実行（文字表出）となります。

　⑧において、音韻配列を強く把持する必要があり、さらに、⑨で一つひとつのモーラを明確に分解・抽出する必要がある、と言う点は書称の項で述べた通りです。音韻把持およびモーラ分解・抽出能力が障害されると、たとえ仮名1文字の書き取りが可能であっても、単語や文の書字が困難になります。

b-2）非音韻的語彙ルート

　このルートは、聞き取った単語を、1モーラずつ文字に変換するという方法では処理できないタイプの単語の書取で必要になるルートです。例えば『たなばた』という単語を漢字で書き取る場合を考えてみてください。意味も理解でき、頭の中で復唱できていたとしても、1モーラずつの文字変換という音韻ルートでは書き取れません。『たなばた』→「七夕」という、単語全体をダイレクトに文字に変換するルートが必要になります。これが非

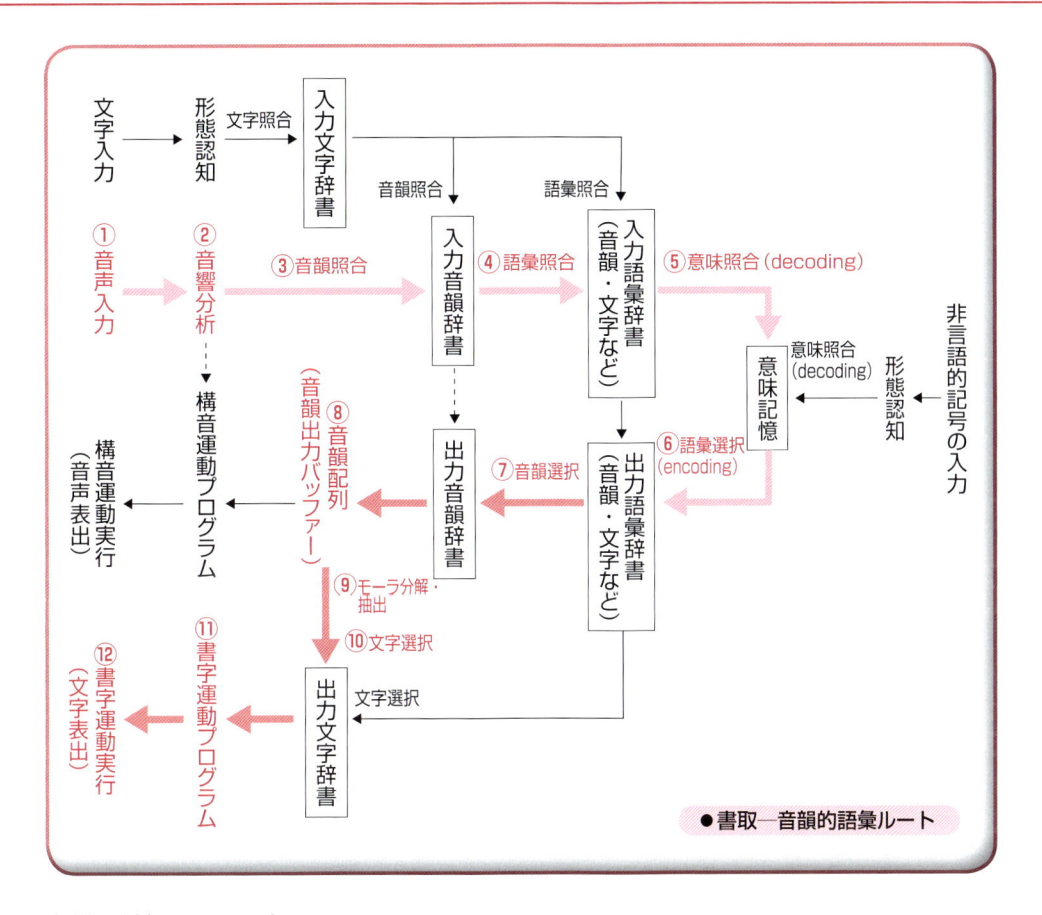

[図: 書取─音韻的語彙ルート]

音韻的語彙ルートです。

⑦文字選択（出力文字辞書）→⑧書字運動プログラム→⑨書字運動実行（文字表出）となります。

▶ **モーラ対応文字辞書と単語辞書**　ここで1つ補足しておきたいことがあります。非語彙的音韻ルートの⑦および音韻的語彙ルートの⑩と、非音韻的語彙ルートの⑦は、いずれも文字選択（出力文字辞書）となっていますが、出力文字辞書へのアクセスのルートが異なるだけでなく、辞書の性質も異なると考えられます。前者2ルートにおける出力文字辞書は、「モーラ対応文字辞書」とでも言うべきもので、語彙性や意味の有無に関係なく、音韻1モーラに文字が対応している辞書です。例えば、/a/ という音韻に対して「あ」「ア」のほか、「亜」「阿」などが対応しているような辞書です。語彙辞書との関連はありません。それに対して、非音韻的語彙ルートの⑦における辞書は、「単語辞書」とも言うべきもので、語彙辞書とつながっており、語彙辞書からの情報を受けて、1文字単位ではなく単語として文字が選択されるような辞書です。このルートおよび辞書が正常に機能していないと、書取の際、音だけは合っているけど誤った漢字単語を書いてしまう（類音的錯書と言います）ことになります（図45）。「よろしく」を「夜露死苦」と書くなどは、わざとこのルートを無視して、1文字辞書だけを使って漢字単語にしたという卑近な例です。

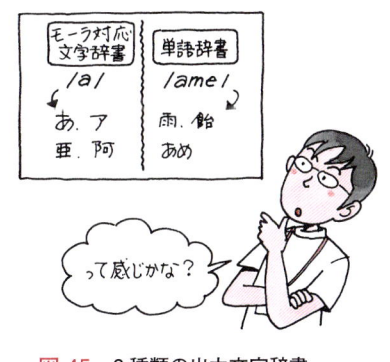

図45　2種類の出力文字辞書

●書取―非音韻的語彙ルート

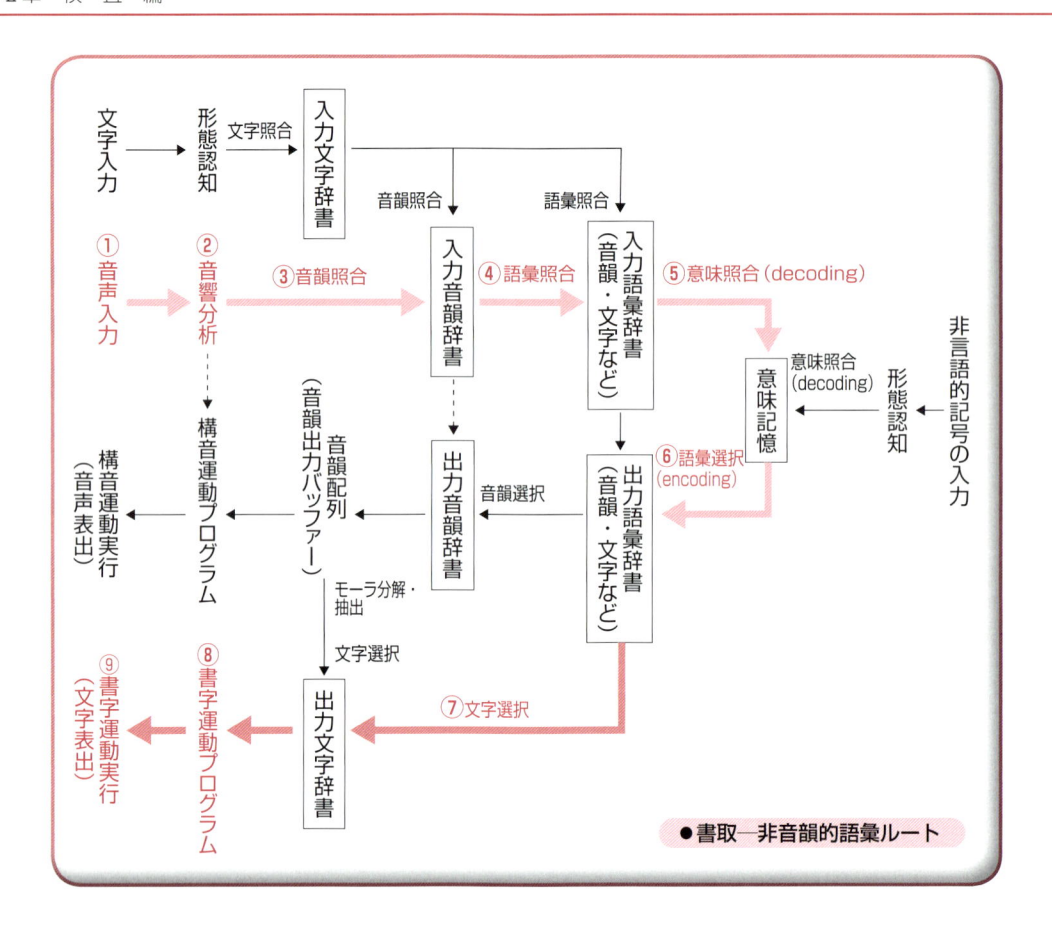

8 まとめに代えて―文の処理

　これまで説明してきた言語情報処理のメカニズムは、すべて単語レベルのものでした。しかし、実際の日常会話において、私たちは単語だけを用いてコミュニケーションをするわけではありません。単語を一定の規則で並べたもの、すなわち文を用いて情報のやりとりをしているわけです。本章の最後に、文の情報処理について、検査方法も交えて少し考えてみましょう。

a) 構文の理解

　ここでは、文の聴覚的理解を例にとって考えてみましょう。文を聞いて理解する検査では、検査者が被験者の前にいくつかの物品（たとえば、鉛筆、百円玉、ハンカチ、はさみなど）を提示します。そして、検査者は被験者に、それらの物品に関する文（たとえば「鉛筆を百円玉の横に置いてください」など）を聞かせ、その文の通りに物品を動かすことを求めます（図46）。この文は、「鉛筆」「百円玉」「横」という、物品や空間を指し示す名詞に加えて、「を」「の」「に」「て」などの助詞や、「置い（置く）」「ください」といった動詞など、さまざまな品詞が、一定の約束事に則って並べられることによって成り立っています（図47）。

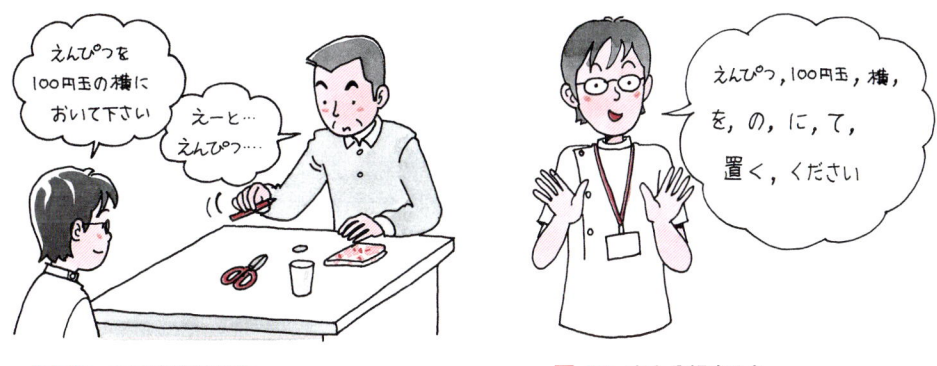

図46　文の聴覚的理解

図47　文を分解すると

　さて、このような文の処理はどのように行われ、これまで述べてきた単語の処理とはどのような相違点があるのでしょうか。

　まず、入力情報は単語の処理と同じように音声であるため、最初の流れは単語の聴覚的理解と同様です。つまり音声入力から音韻照合までは同じような順で処理されると考えられます。その後は語彙レベルの処理を行うわけですが、入力が単語だけの場合と、文の場合とでは少し異なります。単語の理解の場合には、入ってきた音韻列が語彙辞書の中にあるかどうかを、そのまま照らし合わせること（語彙照合）が可能ですが、文の場合には語彙照合を行う前に、そもそもどこからどこまでが語彙の単位なのか、切り分ける作業（分節）が必要になります。例にあげた、／エンピツヲヒャクエンダマノヨコニオイテクダサイ／という文の場合、それを、まず／エンピツ／ヲ／ヒャクエンダマ／ノ／ヨコ／ニ／オイ／テ／クダサ／イ／というような単位に分節してから、語彙照合にかけるわけです。

　さらに、単語の処理では語彙照合の後は意味照合（意味記憶の活性化）へ進むだけでした。ところが、文の場合には、内容語だけが、単語の処理同様、意味照合の処理へ送られます。内容語というのは、名詞・動詞・形容詞・副詞など、独立して何らかの意味を指し示す性質のある語彙のことです。これに対して、助詞・助動詞は、それら単独で意味を指し示すはたらきは持たず、内容語と結合することで、内容語に対して文中での役割を標識するはたらきを持ちます。たとえば「を」という助詞（正確には格助詞）は、それ単独では具体的な意味を指し示しませんが、「鉛筆」という内容語（名詞）と結合して「鉛筆を」という形態をとると、鉛筆に対して何らかの操作が加わるという意味を示すことになります。平たく言えば、鉛筆が動作の目的語になりますよ、ということを示す「標識」の役目を担うわけです。このように、単独では意味を担わず、内容語に結合することで、文中における内容語の意味役割を決定する語のことを「機能語」と言います。お芝居やテレビドラマなどにたとえると、内容語というのは一人ひとりの俳優さんに該当します。そして機能語はそれぞれの俳優さんに役を割り付ける配役係りに該当します。同じ俳優さんでも、出演するドラマによって、犯人になることもあれば、逆に被害者になることもあるのと同じように、同じ「鉛筆」という単語も、助詞という機能語が結合することによって、動作の手段になったり（鉛筆で～）、動作の対象になったり（鉛筆を～）するわけです。

　文の理解の過程では、①聞き取ったいくつかの単語の連続が、日本語の規則に則った配

列になっているのかどうか(すなわち、正しい文になっているのか)を分析する処理、②助詞と結合した名詞が文中でどのような役割を果たすのかを解析する処理、そして③用言(形容詞、動詞など)の活用形から時制(現在・過去など)、態(能動態・受動態)、相(完了・進行など)といった、事態の状況を解析する処理などが必要になってきます。このうち、①の処理のことを**パーシング**(parsing)、②の処理のことを**マッピング**(mapping)と呼びます(図48)。このような文の構造に関する分析は、内容語の意味照合と同時並行で進むのではないかと考えられます。このとき、複数の同音異義語の中から1つの意味を選択する作業も行われるわけです。

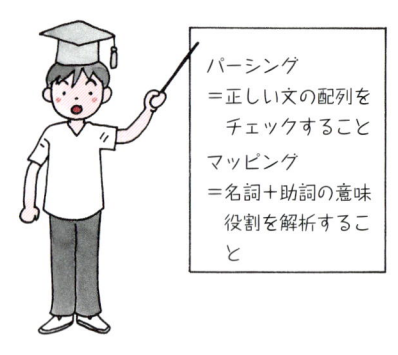

図48　パーシングとマッピング

このような処理を経て、聞き取った文の指し示す意味が解読(decoding)され、「あぁそういうことか」という気持ちになる(イメージが成立する)わけです。

ここまでが、文が理解されるまでの過程ですが、検査ではそれが本当にイメージされているかどうかを確認するために、複数の情景画の中から聴覚的に与えられた文の内容に該当する絵をポインティングさせたり、言われた通りに物品を操作させたりします。

b) 構文の産生

次に、文を発話で表出する過程を考えてみましょう。文の発話の検査では、通常被験者の前に情景画を提示します。そして、検査者は「この絵を説明してください」と言って、絵が示している状況(人の動作や物の状態など)を文章で説明することを求めます(図49)。

まず、呼称検査の場合と同様に、提示された画を見ることからはじまります。ところで、呼称検査で使用する絵と情景画では、どのような点で異なるのでしょうか？

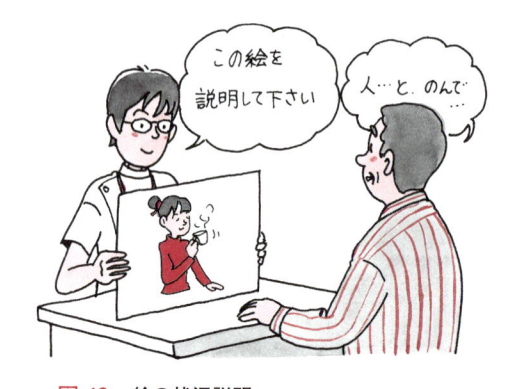

図49　絵の状況説明

例えば、呼称では、「時計」や「ミカン」など、一つの事物を表す絵を用いるので、そこで切り取られる意味の単位は、一応一つと考えられます。それに対して、たとえば「女の人がお茶を飲んでいる」場面を表した画の場合、ただ漫然と画全体に注意を向けるのではなく、まず、その絵の中から、「女の人」「お茶」という対象物や、「飲む」という動作など、いくつかの重要な構成要素に切り取って、意識化する必要があります。つまり、情景画の説明には、言語として表出する以前の段階として、意味を構成する重要な要素(意味素)を切り出す処理が必要になります。ここの段階がうまくいかないと、画の中で、重要ではない意味要素に必要以上に注意が向いてしまい、「この女の人は髪が長いです」とか、

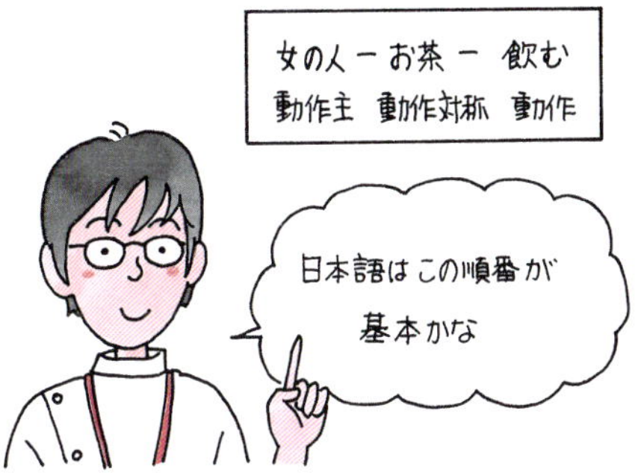

「指輪をはめています」など、それ自体間違いとは言えないけれど、明らかにその情景画の叙述として不適切な文が表出されることになります。臨床の現場では、このようなケースをしばしば見かけます。この段階は、状況の認識と文産生の中間的な段階、あるいは認知と言語を橋渡しする段階と言えましょう。

次に、切り出したいくつかの意味素（「女の人」「お茶」「飲む」）を、被験者の母国語の構文規則に則って並べます。理由はわかりませんが、世界のほとんどの言語では、動作主を最初に配置します。2番目は、言語によって、動作対象が配置される場合と、動作が配置される場合があります。ちなみに、日本語における基礎的文構造では、2番目が動作対象ですね（図50）。

図 50　語順

ここまでで、「女の人」「お茶」「飲む」という意味素が並び、構文の基礎的枠組みが決定したことになります。もし、1番始めに配置されたものは必ず動作主で、2番目に配置

図 51　文の基本構造

されたものは必ず動作対象であるという約束になっていたら、これだけで文構造としては十分なのですが、日本語の場合、語順に加えて、先に述べたように、名詞が文中で担う役割を標識する助詞というものがあって、役割に応じて名詞の後に付加されるという規則があります。具体的には、動作主には「～が」、動作対象には「～を」などです。ですから、名詞の後には、役割標識である助詞が配置されるスペースを用意しておく必要があります。これで文の基本構造ができたことになります（図51）。

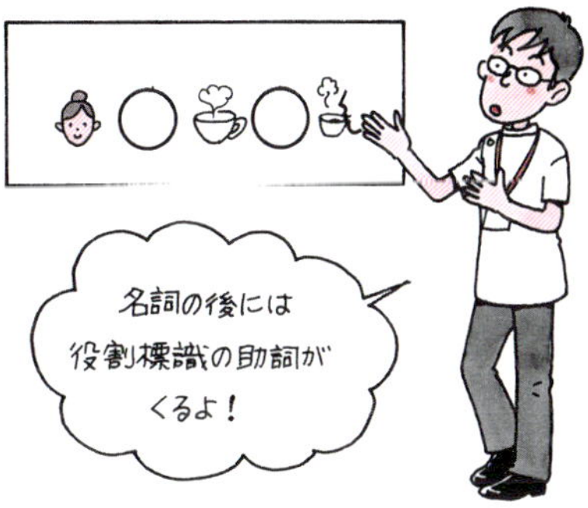

この後は語彙選択の段階になります。この場合、「女の人」「お茶」「飲む」などの内容語のほか、「が」「を」などの機能語を選択します。

さらに、呼称と同じように、音韻の選択・配列の処理に進むわけですが、「飲む」を「飲んでいる」というように変形させる処理も、音韻処理の段階の1つであると考えられます。

そして最後に、正しく、選択・配列・変形された音韻に対応する構音運動の記憶（構音プログラム）が活性化され、そのプログラムに従って神経が発火し、最終的に発声発語器官の諸筋群を動かし、音声の表出に至るわけです

c）参考—失語症構文検査　試案Ⅱ[3]について

この検査では、構文理解を4つのレベルに分類しています（表2）。

レベルⅠは、内容語の意味的な制約に基づいて「非可逆文」が理解できるレベルです。**非可逆文**とは、文中の名詞を入れ替えると意味的に成り立たなくなる文のことを言います。

たとえば、「女の子がリンゴを食べる」という文は、「女の子」と「りんご」を入れ替えてしまうと「リンゴが女の子を食べる」となり、構文としては正しくても意味を成さなくなります。このような文を**非可逆文**と言います。それに対して、「女の子が男の子を追いかける」のような文は、「女の子」と「男の子」を入れ替えても意味が成立します（ただし最初の文とは意味が変わってしまいます）。このような文は**可逆文**と言います（図52）。

　レベルⅠの失語症者は、語順や助詞の違いで文中の内容語の役割を判断するのではなく、内容語の意味（この場合「女の子」と「リンゴ」）だけに頼って文の意味を判断します。ですから、動作主にも動作の対象にもなりうる語が2つ含まれているような可逆文の意味の理解は困難になります。

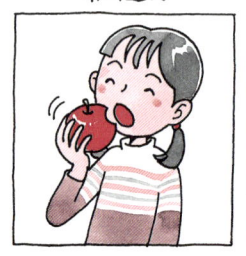

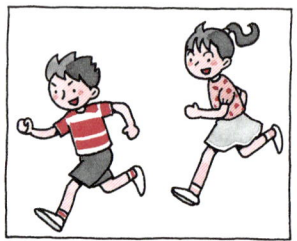

表2　失語症構文検査　理解のレベル

レベル	ストラテジー
Ⅰ	語の意味
Ⅱ	語順
Ⅲ	助詞　補文（−）
Ⅳ	助詞　補文（＋）
関係節　語順	

図52　非可逆文と可逆文

　このように、内容語の意味に依存して文の意味を理解しようとする方略（ストラテジー）のことを、**語の意味のストラテジー**と呼びます。

　レベルⅡは、人物が2つ含まれるような文において、文頭にある方を動作主であると理解する段階です。このレベルの失語症者は、「女の子が男の子を追いかける」という文は正しく理解できますが、「男の子を女の子が追いかける」という文を聞いた場合には、文頭にある「男の子」の方を動作主であると理解してしまいます。語順を頼りに文を理解しようとするわけです。このような方略を**語順のストラテジー**と呼びます。

　レベルⅢは、助詞の働きに基づいて、補文を含まない文が理解できるレベルです。ここで、補文を含まない文というのは、能動態の文ということです。このレベルの失語症者は、「女の子が男の子を押す」「お父さんをお母さんが呼んでいる」のような文を、名詞句（名詞＋助詞）の意味役割を分析した上で、正しく理解することができます。しかし、このレベルでは、「弟がお母さんに背中をたたかれている」というような補文を含む文（言い換えると受動態の文）を理解することはできません。補文というのは「文の中に埋め込まれた文」という意味です。「弟がお母さんに背中をたたかれている」という受動文は、「弟が『お母さんが弟の背中をたたくというコト』をされている」というふうに、文中にもう1つ文があると解釈すべきだという考え方があります。この考え方に立てば、このような文を理解するためには、助詞の理解に加え、補文構造の理解が必要となります（図53）。

　レベルⅣは、助詞の働きに基づいて、補文を含む文が理解できるレベルです。このレベ

ルになると、「男の子がお母さんにマンガを取り上げられている」という文も理解可能となります。レベルⅢ・Ⅳは、助詞の働きに基づいて文の意味を解析するという方略がとれるので、**助詞のストラテジー**と呼びます。

　さらにレベルⅤは、関係節の理解（たとえば、「男の子に押されているお父さんが犬を抱いている」、「お母さんがボールを持っている男の子を追いかけている」など）ができるレベルです（図54）。

　また、同検査は、構文産生に関しても、文構造の複雑さに応じた5つのレベルを設定しています。

　このように、文の理解と産生の過程については階層性があり、失語症者ではより上位のレベルほど障害されやすく、特に構文の理解の回復に際しては、下位のレベルから上位のレベルへという順序をたどるという報告もあります（藤田，1977）。

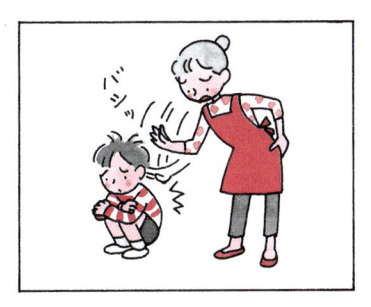

弟がお母さんに背中をたたかれている

図53　受動態

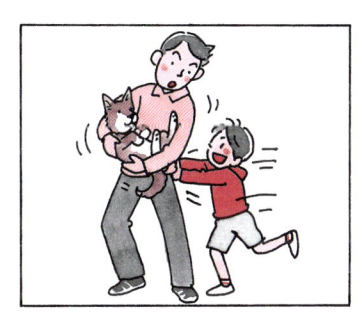

男の子に押されているお父さんが犬を抱いている

図54　助詞のストラテジー

＜文献＞
1）紺野加奈江：失語症言語治療の基礎．pp80〜81，診断と治療社，2001
2）小嶋知幸，佐藤幸子，宇野　彰，ほか：phonological deafnessという概念について―中間潜時聴性誘発磁気反応を用いた検討．高次脳機能研究，25：58，2005
3）日本聴能言語士協会・失語症検査法委員会：失語症構文検査（試案Ⅱ），1984
4）藤田郁代，三宅孝子，高橋泰子，他：失語症者の構文の理解．音声言語医学，18：6-13，1977

チェックシート

聴覚的理解（単語） 　　　　　　　　　　　　　（参照ページ　p13〜17）
☐音響分析の段階の障害について説明しなさい。
☐音韻照合の段階の障害について説明しなさい。
☐語彙照合の段階の障害について説明しなさい。
☐意味照合の段階の障害について説明しなさい。

呼　称 　　　　　　　　　　　　　　　　　　　（参照ページ　p17〜22）
☐形態認知の段階の障害について説明しなさい。
☐非言語記号の decoding の段階の障害について説明しなさい。
☐語彙選択の段階の障害について説明しなさい。
☐音韻選択の段階の障害について説明しなさい。
☐音韻配列の段階の障害について説明しなさい。
☐構音運動プログラムの段階の障害について説明しなさい。
☐構音運動実行（音声表出）の段階の障害について説明しなさい。

復　唱（単語） 　　　　　　　　　　　　　　　（参照ページ　p22〜28）
☐入力語彙辞書（語彙照合）の段階が障害された場合の復唱について説明しなさい。
☐意味照合の段階が障害された場合の復唱について説明しなさい。

読　解（単語） 　　　　　　　　　　　　　　　（参照ページ　p28〜34）
☐形態認知の段階の障害について説明しなさい。
☐文字照合の段階の障害について説明しなさい。
☐文字からの音韻照合の段階の障害について説明しなさい。
☐文字からの語彙照合の段階の障害について説明しなさい。

音　読（単語） 　　　　　　　　　　　　　　　（参照ページ　p34〜38）
☐音韻ルートが障害された場合について説明しなさい。
☐語彙ルートが障害された場合について説明しなさい。

書　称 　　　　　　　　　　　　　　　　　　　（参照ページ　p39〜42）
☐音韻操作とその検査方法について説明しなさい。
☐失行性失書について、構成失書との違いに触れながら説明しなさい。

書　取 　　　　　　　　　　　　　　　　　　　（参照ページ　p45）
☐類音的錯書が生じるメカニズムについて説明しなさい。

構　文 　　　　　　　　　　　　　　　　　　　（参照ページ　p46〜51）
☐パーシングについて説明しなさい。
☐マッピングについて説明しなさい。
☐文理解の、語の意味のストラテジーについて説明しなさい。
☐文理解の、語順のストラテジーについて説明しなさい。
☐文理解の、助詞のストラテジーについて説明しなさい。

2 検査が終わったら

1 プロフィールを読もう─検査結果の解釈

　さて、前項では総合的失語症検査に含まれる各検査項目（下位検査）が、どのような言語情報処理をみているのかということについて考えてきました。検査を実施する際には、下位検査それぞれのメカニズムを常に頭においておくことが大切です。さらに、検査が終了し、結果をプロフィール表に記載したら、次はそのプロフィールから障害のメカニズムを「読み取る」という重要な作業が待っています。

　あらかじめ障害メカニズムが類似していることがわかっている患者さんに失語症検査を実施した場合、プロフィールは似たようなグラフを描きます。ところが、プロフィールが類似しているからといって、患者さんの障害メカニズムが類似しているとは言えません。逆は真ならずということです。

　なぜなら、プロフィール自体は、個々の下位検査にどれぐらい正答できたかを示しているだけで、障害のメカニズムを説明してくれるものではないからです。言い換えると、検査プロフィールは、障害の量的側面を示すものであって、質的側面を示すものではない、ということです。

　たとえば、下位検査の1つである単語の復唱の成績が50％程度であったとしても、すでにみてきたように、単語の復唱に低下をきたす原因は1つではありません。原因が異なれば当然訓練の方法が変わってきます。ですから、失語症の検査結果にもとづいて訓練法の立案を行うためには、プロフィール表を書き上げるだけではなく、プロフィールを読み込む（解釈する）という作業が必要になってくるのです。それは、医師がレントゲンフィルムを「読影」する作業や、脳波を「判読」する作業に似ています。プロフィールを「読み」、そこからその患者さんの失語症の障害構造を推定することによって、はじめて訓練プランの立案が可能になるわけです。

　ただし、1つの検査のプロフィールの読み込みだけではどうしても不十分な場合もあります。そのような場合には、必要に応じて掘り下げ検査を施行することになります。掘り下げ検査というのは、各モダリティーの言語情報処理過程の一つひとつを細かく評価するための検査です。目的に合わせてそのつど作製することが多いのですが、市販されている検査もあります。失語症語彙検査（TLPA）[1]やSALA失語症検査[2]は、失語症状を認知神経心理学的観点から掘り下げるために作製された検査です。

　プロフィールを読み込むコツの1つは、検査項目を横断的に見ることです。具体的には、異なるモダリティーの下位検査どうしの成績を比較することが重要となります。以下、SLTAを例にとってプロフィールの読み方のポイントを示します。

2 プロフィールの読み方のポイント―理解面

a) 聴覚的理解と復唱の比較

まず、「1. 単語の理解」「2. 短文の理解」「3. 口頭命令に従う」をざっと見て、聞いて理解する能力の概要を把握します。

次に、「6. 単語の復唱」と「9. 文の復唱」を見て、聴覚的理解能力と復唱能力を比較します（図55）。これによって、大きく以下の4つのパターンに分類することができると思います。

　①聴覚的理解不良、復唱不良
　②聴覚的理解良好、復唱良好
　③聴覚的理解不良、復唱良好
　④聴覚的理解良好、復唱不良

この4つのパターンのうち、①のパターンでは、重度の失語症、②のパターンでは軽度の失語症が、それぞれ容易に推定されます。診断的価値が高いのは、両モダリティーの成績間に差が認められる③と④のパターンです。

③のパターンからは、ことばを聞き取ることができるにもかかわらず（しかも、聞いた通りに繰り返すことができるにもかかわらず）、理解が困難であることが推測されます。したがって、この成績パターンからは、音韻処理が良好である一方、語彙照合あるいは意味照合の段階の障害を疑うことが可能です。古典分類における超皮質性感覚失語の要素を持った失語型が推定されます。

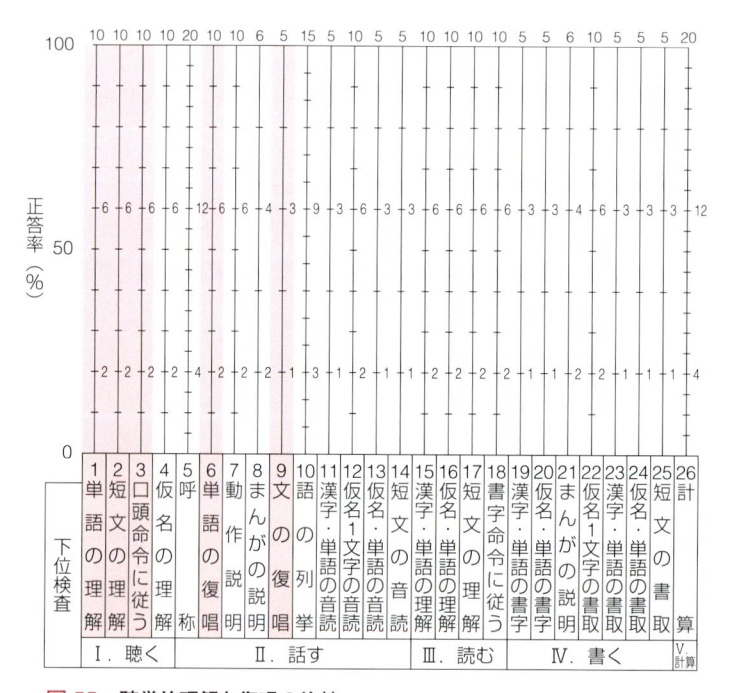

図55　聴覚的理解と復唱の比較

④のパターンでは、聞き取って理解することが可能であるにもかかわらず、表出できないわけですから、出力系（発話）のいずれかの処理過程に障害が疑われます。ただし、プロフィールだけでは、その障害が語彙選択のレベルなのか、音韻選択・配列のレベルなのか、構音運動プログラムなのかはわかりません。その場合には、さらに記録用紙の中を見て、反応内容を検討する必要があります。その際、記録用紙に段階評価だけでなく、その時々の被験者の具体的な反応が詳細に記載されていると非常に役立ちます。また、聴覚的理解の検査中に、被験者が検査者の提示した単語を復唱していたかどうか、という情報もとても重要なので、記録用紙の欄外にメモしておくように心がけましょう。

b) 読解と音読の比較

まず、「15. 漢字・単語の理解」「16. 仮名・単語の理解」「17. 短文の理解」「18. 書字命令に従う」を見て、読解能力の概要を把握します。

次に、音読の4つの下位検査「11. 漢字・単語の音読」「12. 仮名1文字の音読」「13. 仮名・単語の音読」「14. 短文の音読」を見て、読解能力と音読能力を比較します（図56）。ここでも、大きく以下の4つのパターンに分類することができると思います。

　　①読解不良、音読不良
　　②読解良好、音読良好
　　③読解不良、音読良好
　　④読解良好、音読不良

聴覚的理解と復唱との比較のところでも述べたように、①と②のパターンは、難しいこ

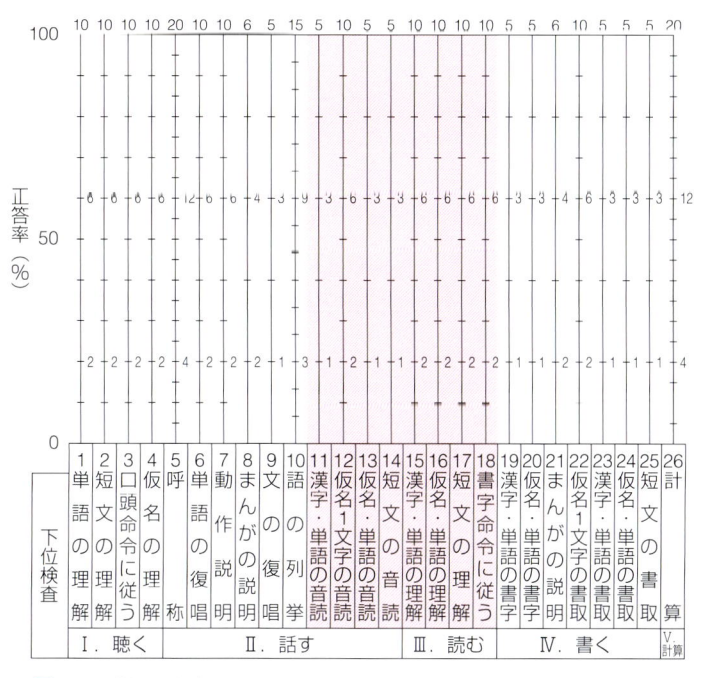

図56　読解と音読の比較

とはあまりありません。①では重度の失語症、②では軽度の失語症がそれぞれ示唆されます。

やはり、診断的価値が高いのは、両モダリティーの成績間に差を示す③と④のパターンです。③のパターンからは、文字を音読することが可能であるにもかかわらず、理解が困難であることが窺われます。したがって、この成績パターンも、聴覚的理解と復唱の比較における③のパターンと同様の障害が推定されます。すなわち、文字からの音韻処理が良好である一方、語彙照合あるいは意味照合の段階の障害が疑われ、やはり古典分類における超皮質性感覚失語の要素を持った失語型が推定されます。④のパターンは、読解は良好であるものの、音読が難しいことを示しています。重度の失語症で比較的よくみられる成績パターンです。

音読では、さらに細かな比較、すなわち、「11. 漢字・単語の音読」「12. 仮名1文字の音読」「13. 仮名・単語の音読」の成績差も重要になります。

c) 聴覚的理解と読解の比較

以上のように、聴覚的理解と復唱、読解と音読をそれぞれ比較することによって、理解障害の構造がだいたい理解できたら、最後に聴覚的理解と読解を比較しておくことも忘れないようにしてください（図57）。一般に失語症者にとって、音声処理より文字処理のほうが保たれやすいので、聴覚的理解の成績よりも読解の成績のほうが良好であることが多いと思います（もちろん例外もあります）。訓練プランの立案において、まずその人にとって保たれているモダリティーから先に介入していく、という原則に立つと、理解の訓練は、聞き取る訓練より読解の訓練から開始することが無難といえます。

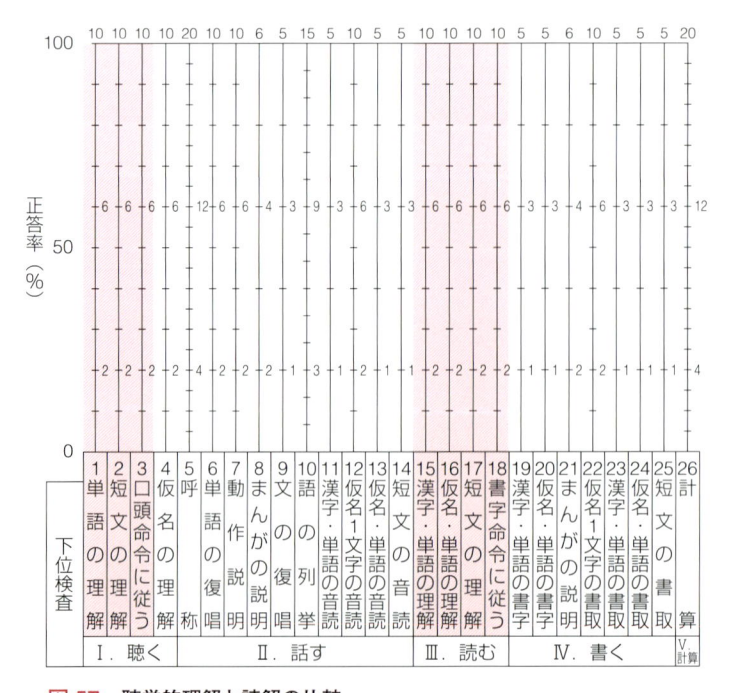

図57 聴覚的理解と読解の比較

3 プロフィールの読み方のポイント―表出面

a）呼称を中心に

　理解面の読み込みが終わったら、次は表出面です。一口に言語表出と言ってもさまざまな下位検査があってどれを見ればよいのか迷うことと思いますが、特に初心者のうちは、まず下位検査「5.呼称」に着目するとよいと思います。もちろん、呼称が言語表出のすべてではありませんが、絵をみて名称を言う能力は、失語症の重症度の少なくとも1つの指標になり得ると思います。失語症セラピーに関する欧米の文献を通読してみても、呼称訓練に関するものがもっとも多く、少なくとも現在の失語症セラピーの領域では、呼称能力を改善させることが言語表出訓練の中核となっていることがわかります。

　ですから、呼称の成績を見て「これぐらいは話せるんだな」と、あたりを付けることは重要です。

b）呼称と復唱、呼称と音読の比較

　まず、呼称の成績と単語の復唱の成績を比較してみましょう（図58）。もし、呼称の成績に比べて単語の復唱の成績が良好であるなら、呼称ができない時に復唱してもらって、正答を確認してもらうことができることになります。しかし、復唱を何度繰り返しても、呼称能力が改善しない場合もあります。考えてみればそれは当然のことです。すでに学んだように呼称というのは絵や実物など対象物を見て、それに対応する語彙を自ら想起して、さらに音韻を選択・配列し、構音までもっていく処理過程でした。それに対して、復唱というのは音韻を与えられてそれを再生するだけの処理ですから、いくら復唱だけを繰り返

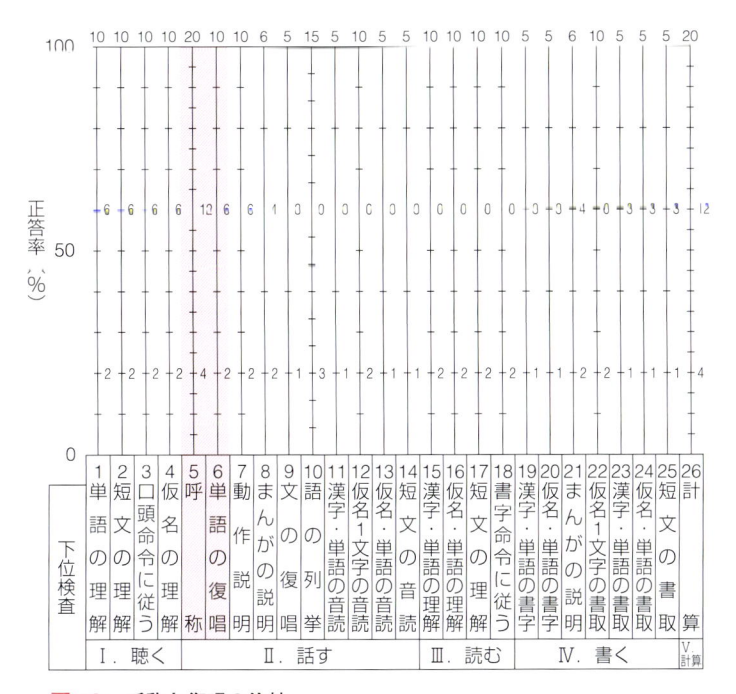

図58　呼称と復唱の比較

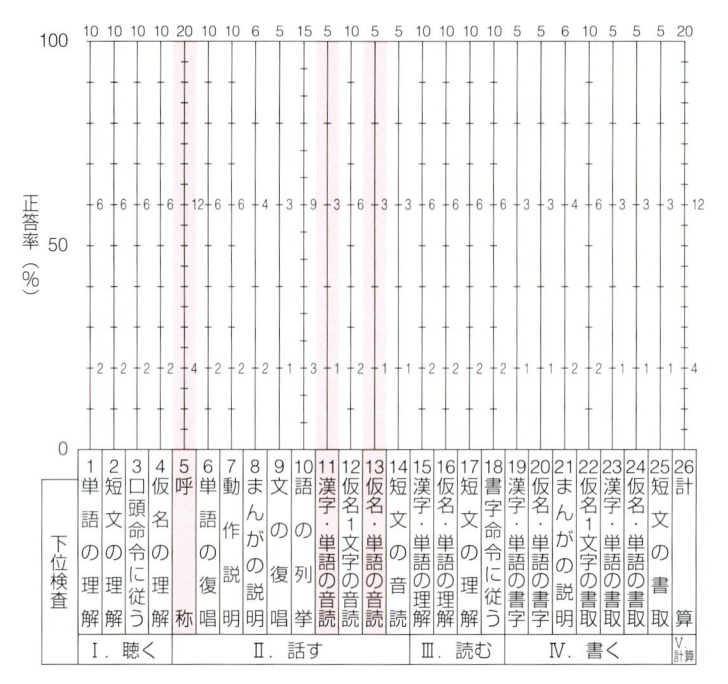

図 59　呼称と音読の比較

しても、一番肝心の意味から語彙へというencodingの処理を促進することにはならないわけです。

　次に、呼称の成績と単語の音読の成績を比較します（図59）。もし、呼称の成績に比べて単語の音読の成績が良好であるなら、呼称できない時に音を与えて復唱させるのではなく、文字を提示して音読を促すという訓練方法が考えられます。その際、可能であるなら仮名単語の音読よりも、漢字単語の音読の方が呼称訓練として効果的です。なぜなら、仮名は表音文字と言われるように、1文字1文字にそれぞれ音韻情報が対応しているため、仮名単語の音読の場合、音韻の想起が容易だからです。それに対して漢字単語の場合には、1文字1文字が持っている音韻情報と、単語としての音韻情報は必ずしも対応していないので、絵を見て呼称するという情報処理との共通点が多くなります。中でも熟字訓で読まれる漢字単語（「七夕」、「煙草」、「南瓜」など）を音読することは、絵を見て呼称する訓練とほぼ同じ効果が期待できます。

　最初は音読障害が呼称障害同様に重度であっても、音読能力に改善のきざしが見えてきたら、訓練場面で患者さんが呼称できない場合に、すぐに音を与えて復唱させるのではなく、文字を提示して自ら音韻を想起するように促してみて下さい。

c）呼称と書字（書称）の比較

　さらに呼称と書字の成績を比較することも忘れてはなりません（図60）。呼称はできない単語でも書称することができるという失語症者は少なくありません。特に仮名では書けなくても漢字で書ける場合が多いものです。

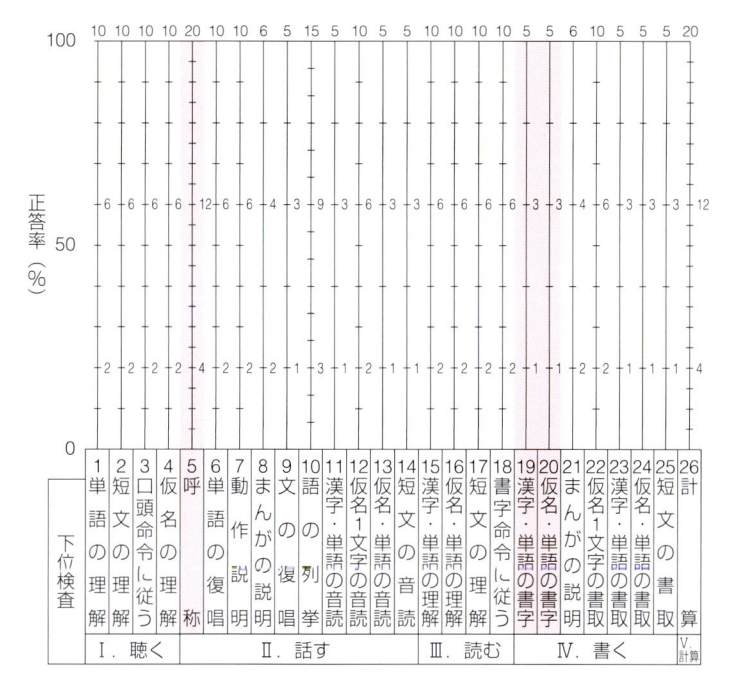

図60　呼称と書字（書称）の比較

　書称が多少なりとも可能であれば、まずそれを強化する訓練を行うとよいでしょう。宇野（1987）は、「絵を見る→漢字で書称する→自分で書いた文字を音読する」という経路で、呼称に至る迂回ルートを開発するという訓練法を提唱しています[3]。

　以上、総合的な失語症検査を終えたあとの、プロフィールの読み方を概説しましたが、それらはあくまでも1つの例です。ほかにもさまざまな角度からプロフィールを読む視点があるはずです。どうか研究なさってみてください。

　このように、モダリティー間の成績差から何が言えるのかということを考えるトレーニングを積むことは、障害メカニズムを突き止める上で欠かすことができません。

＜文献＞
1) 藤田郁代，物井寿子，奥平奈保子ほか：失語症語彙検査．エスコアール，2000
2) 藤林眞理子，長塚紀子，吉田　敬：SALA失語症検査．エスコアール，2004
3) 宇野　彰：障害メカニズム別の呼称改善過程― phonological impairment ―．祖父江逸郎ほか編：失語症の経過と予後，pp241-259，医学教育出版社，1987

チェックシート　（解説ページ　p71〜74）
―総合的失語症検査の結果の読み方―

Q1　「1. 単語の理解」と「15. 漢字・単語の理解」の成績差からどのようなことが考えられますか？

Q2　「1. 単語の理解」の成績が50％にも達していないのに、「6. 単語の復唱」が100％で、「9. 文の復唱」にも1〜2問正答できているプロフィールからどのようなことが考えられますか？

Q3　音読と読解の成績差から何が考えられますか？

Q4　「5. 呼称」と「6. 単語の復唱」の成績差から、どのようなことが考えられますか？

Q5　「5. 呼称」と「11. 漢字・単語の音読」「13. 仮名・単語の音読」の成績差から、どのようなことが考えられますか？

Q6　「5. 呼称」より「19. 漢字・単語の書字」が成績良好である場合、どのようなことが考えられますか？

Q7　「6. 単語の復唱」と「24. 仮名・単語の書取」の成績差からどのような情報が得られますか？

Q8　「19. 漢字・単語の書字」「20. 仮名・単語の書字」と「23. 漢字・単語の書取」「24. 仮名・単語の書取」の成績差から何が読み取れるでしょうか？

3 さらに詳しく知るために―掘り下げ検査

1 掘り下げ検査とは

　次は掘り下げ検査について考えていきたいと思います。皆さんも「掘り下げ検査（ディープテスト：deep test とも言う）」という言葉を一度は耳にしたことがあるでしょう。掘り下げ検査は、患者さんの抱える言語情報処理過程の障害のポイントを絞り込んでいく上で非常に大切なものです。その理由は、前の項でも説明しましたが、総合的失語症検査におけるさまざまな下位検査どうしの成績を比較しても、そこから得られる情報には限界があるため、さらに問題点を絞り込んでいかなくてはならない場合があるからです。ですから、掘り下げ検査は、知りたい障害メカニズムが明らかになるようなものでなければ意味がありません。つまり私たち ST は、自分が行う一つひとつの掘り下げ検査がどのような障害を明らかにするための検査なのかということを熟知している必要があります。

　また、これまで学んできたように、常に失語症状を量と質の観点から考えていないと、掘り下げ検査の必要性を感じることもできないでしょう。たとえば SLTA で、ある下位検査の正答率が 20% であったとします。「量」の視点からすれば（言い換えると、プロフィール的にみれば）、この正答率は重度の障害の範疇と言えるかもしれません。しかし、訓練方法の立案につなげるためには、その誤りがどこから来るのかという「質的分析」の観点が不可欠です。この視点こそが掘り下げ検査の必要性につながり、ひいては訓練方法の立案や、訓練の難易度設定につながることになります。

　以下、個々の処理過程の障害に関する掘り下げ検査について、具体的に考えてみたいと思います。

2 単語の聴覚的理解の掘り下げ検査

a）音響分析を調べる―語音弁別検査

　音声の聞き取りが悪く、しばしば"えっ？"とか、"もう一度言って下さい"と返答してくるケースの、音響分析の障害（語音聾）の有無を検出するための掘り下げ検査にはどのような方法があるでしょうか？

除外診断　まず、純音聴力検査や聴性脳幹反応（ABR）を行い、聴力レベルに問題がないことを確認します。

方　　法　検査道具：○と×が記載してある二者択一の応答用紙
具体的手順：1 モーラの言語音のペア（同一のペア［例：か / か など］および、異なるペア［例：た / か など)］を音声で提示し、同じ音に聞こえたら○、違う音に聞こえたら×を指差してもらいます（図 61）。

結果の解釈　聴力検査に問題がなく、この検査で成績の低下を示した場合は、言語音に対する音響分析の障害（語音聾：word sound deafness）を疑います。

なお、この検査では、与えられた言語音のペアに対して、それぞれ / ga / であるとか、/ ka / であるなどと、「音韻照合」する必要はありません。音として同じに聞こえるか、違って聞こえるかが判断できれば正答となります。

＊参考：SALA 失語症検査 AC1「聴覚的異同弁別」

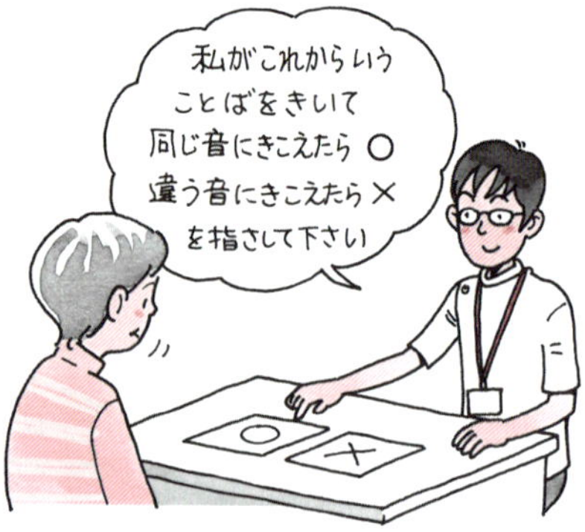

図 61　語音弁別検査

b）音韻照合を調べる─仮名の理解

語音弁別検査において明らかな成績低下が認められないにもかかわらず、ことばの聞き取りに困難を示すケースの、音韻照合障害の有無を検出するためにはどのような方法があるでしょうか？

除外診断　「聴力」およびa）で述べた音響分析の段階に障害がないことを、あらかじめ確認しておきます。

方法　検査道具：仮名1文字が4～6文字程度ランダムに書かれている選択肢

具体的手順：選択肢（例： と そ せ け など）を提示した状態で、その中のいずれかの1文字に対応する1モーラを音声で提示し、その音声に対応する文字を指差してもらいます（図 62）。

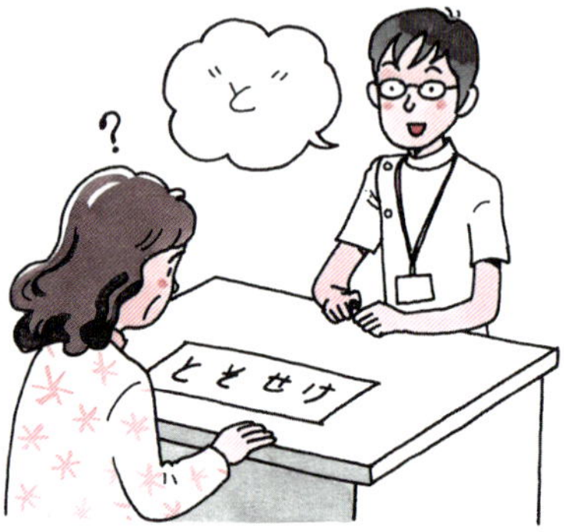

図 62　音韻照合検査（仮名の理解）

結果の解釈　この検査は、標準失語症検査における「4. 仮名の理解」に該当します。この検査では、音声経由で照合された音韻と、文字経由で照合された音韻とが正しく合致すれば正答することができます。この検査に正答できれば「音韻照合」が可能であると判断します。ただし、適応条件として、仮名1文字の音読が可能であることが前提となります。

c）語彙照合を調べる─語彙性判断検査（聴覚提示）

"イチゴは好きですか？"と尋ねると"いち？、いちですか？"と、不自然な箇所でことばを切り取って聞き返してくるようなケースでは、語彙照合障害が疑われます。掘り下げ検査として、どのような方法があるでしょうか？

除外診断　前項b）までの処理過程に問題がないことを確認しておきます。

方法　検査道具：○と×が記載してある応答用紙

具体的手順：応答用紙を提示して、「これからことばをお聞かせします。聞いたことがある（日本語の単語だ）と感じたら○を、聞いたことがない（日本語ではない）と感じたら×を指差してください」と教示します。そして、音声で単語（例：みかん など）と非語（例：たへそ など）をランダムな順序で与え、単語であれば○、非語であれば×を指差ししてもらい、聴覚的に提示された単語と非語が区別できるかどうかを調べます（図 63）。

結果の解釈　音韻照合までが可能にもかかわらず、与えられた音韻列が単語か非語か判別

できなかった場合は、語彙照合の障害（語形聾：word form deafness）を疑います。

ちなみに、この検査では、聴覚的に与えられた音韻列に対する「既知感（聞いたことがあるという感じ）」が問われることになります。正答するには、与えられた音韻列を脳内の入力語彙辞書と照合させることができなくてはなりません。なお、語彙性判断は、単語の意味の照合（意味がわかるかどうか）とは水準が異なります。

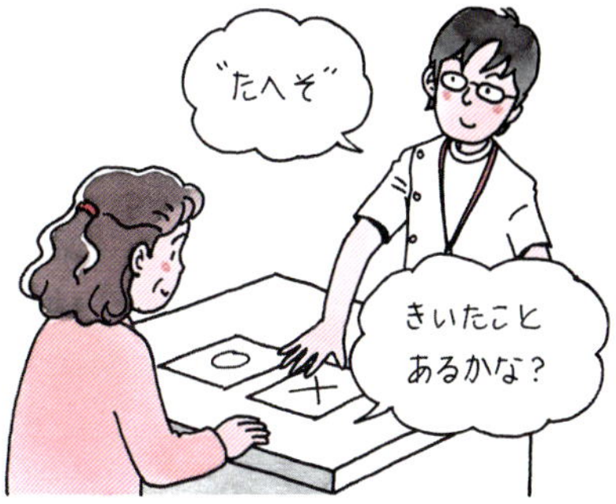

図63　語彙性判断検査（聴覚提示）

＊参考：SALA失語症検査 AC3「語彙性判断（聴覚提示）」
　　　　失語症語彙検査「語彙判断検査Ⅱ，Ⅲ，Ⅳ（音声提示）」

d) 意味照合（入力語彙辞書から意味記憶へのアクセス）を調べる―単語の理解、類義語判断検査（聴覚提示）

"イチゴは好きですか？"と尋ねると"イチゴって何？"と、正しく単語を切り出して聞き返してくるようなケースでは、意味照合（入力語彙辞書から意味記憶へのアクセス）障害が疑われます。掘り下げ検査として、どのような方法があるでしょうか？

除外診断　前項c)までの処理過程に問題がないことを確認しておきます。

方法①　単語の理解（聴覚提示）　総合的失語症検査の中に通常含まれている「聴覚的理解」の下位検査は、上記a)からc)までの処理過程が保たれていることを確認した上で実施すると、意味照合（入力語彙辞書から意味記憶へのアクセス）の掘り下げ検査になります。

検査道具：絵カード　1組6枚程度で10組程度
具体的手順：「みかん」や「はさみ」などの絵カードを6枚程度提示した状態で、そのうちの1つの絵に対応する単語を音声で提示して、絵カードを指差ししてもらいます（図64）。

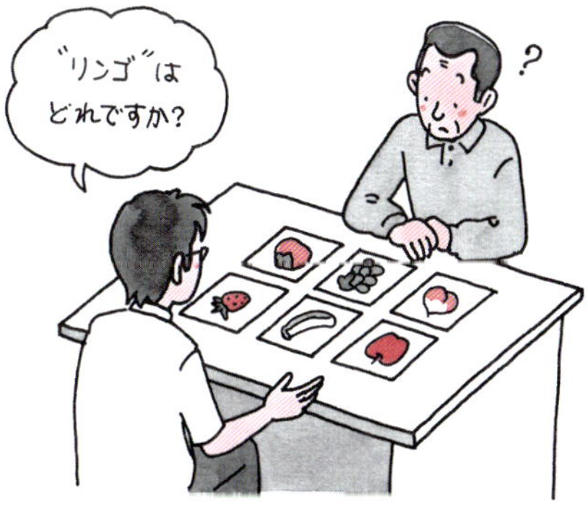

図64　単語の理解（聴覚提示）

結果の解釈　提示された単語を聞き取ることができ、また、それが語彙であることも認知できるにもかかわらず、この検査で誤る場合、意味照合（入力語彙辞書から意味記憶へのアクセス）の障害が疑われます。

また、この検査は、選択肢のメンバーを操作することで、難易度を変化させることができます。選択肢をすべて異なるカテゴリーの対象物にするか、同一のカテゴリーで揃えるかによって、難易度が変わってきます。また、ある特定のカテゴリーに限って成績が低下する、という場合もあります。

＊参考：失語症語彙検査「名詞理解検査」「動詞理解検査」「意味カテゴリー別名詞検査（聴覚的理解）」

方法②　類義語判断検査（聴覚提示）

検査道具：○と×が記載してある二者択一の応答用紙

具体的手順：応答用紙を提示して、「これからことばを2つずつお聞かせします。それらが同じような意味のことばだと思ったら○を、そうではないと思ったら×を指差してください」と教示します。そして、音声で類義語のペア（例：いす－こしかけ　など）や、非類義語のペア（例：やくそう－すいみん　など）をランダムな順序で与え、提示された単語ペアが類義語であれば○、そうでなければ×を指差してもらい、聴覚的に提示された単語の意味理解を調べます（図65）。

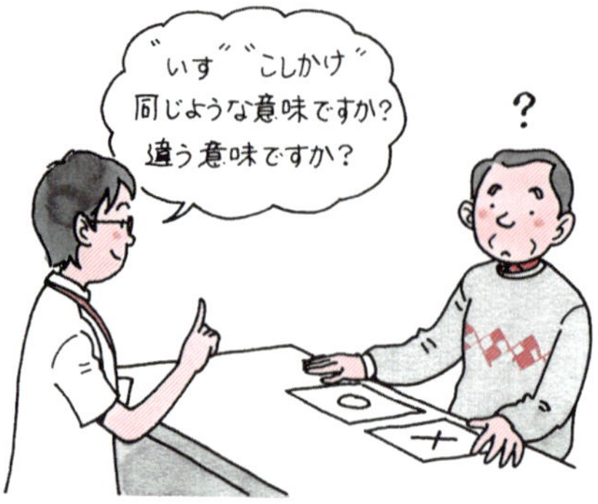

図65　類義語判断検査（聴覚提示）

結果の解釈　この検査は、意味照合の能力を直接測定するのではなく、与えられた2つの単語間の意味の類似性を問うというかたちで、間接的に測定しようとする検査です。類義語のペアに対して「類似の意味である」と判断が下せるためには、意味記憶の中の共通の領域が活性化する必要があり、非類義語のペアに対して「類似の意味ではない」と判断が下せるためには、意味記憶の中でそれぞれ異なる領域が活性化する必要があります。したがって、この検査に成績低下が見られなければ、入力語彙から意味記憶へのアクセスは一応保たれていると判断します。

＊参考：SALA 失語症検査 AC6「名詞の類似性判断（聴覚提示）」
　　　　SALA 失語症検査 AC7「動詞の類似性判断（聴覚提示）」
　　　　失語症語彙検査「類義語判断検査（音声提示）」

3　単語の視覚的理解（文字理解）の掘り下げ検査

a）形態分析を調べる―文字弁別検査

失読症状を示すケースの、形態分析の障害の有無を検出するための掘り下げ検査にはどのような方法があるでしょうか？

除外診断　まず、視力検査や視野検査を行い、視力や視野に障害がないことを確認します。

方法　検査道具：文字（漢字、仮名混合でもよい）カード2枚1組×10セット程度。

具体的手順：同一文字のペアもしくは異なる文字のペアを提示し、その2つの文字が同じであるかどうかを判断してもらいます。ここでは、文字が表す語彙性や意味が問われているのではなく、形態として同じであるかどうかを問います。したがって、文字を用いず、図形を用いて異同弁別検査を行っても構わないわけです。しかし形態的複雑さという点で、文字と同等な図形を選択するのも簡単な作業ではないので、ここでは文字を用いることにしています（図66）。

結果の解釈　視力や視野に問題がないにもかかわらず、与えられた2つの文字の異同判断ができなかった場合は、失読の要因として、形態認知の障害を疑います。言語情報処理障

害の範疇ではなく、高次の視覚認知レベルの障害（統覚型視覚失認）です。

b）文字照合を調べる―文字／非文字弁別検査

文字弁別検査において明らかな成績低下が認められないにもかかわらず、失読症状を呈するケースの、文字照合障害の有無を検出するためにはどのような方法があるでしょうか？

除外診断 a）で述べた「文字の形態分析」の段階に障害がないことを、あらかじめ確認しておきます。

方　法 検査道具：文字（漢字、仮名混合でもよい）と正しい文字に近い非文字を記載してあるカード30枚程度
具体的手順：文字カードと非文字カードをランダムに提示し、文字であるか否かを判断してもらいます（図67）。

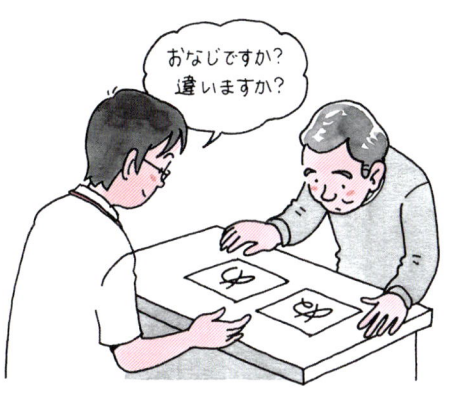

図66　文字弁別検査

非文字の作り方としては、漢字の場合は偏（へん）と旁（つくり）の組み合わせを工夫して実在しない文字を作ることができますし、仮名の場合は鏡映文字を非文字として用いることができます。

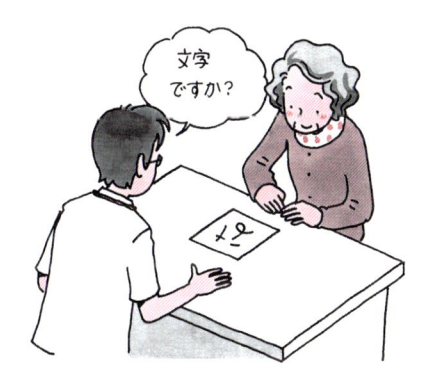

図67　文字／非文字弁別検査

結果の解釈 形態分析に問題を認めないにもかかわらず、実在する文字と非文字の区別ができなかった場合は、失読の原因として文字照合（入力文字辞書）の障害を疑います。この検査で正答するためには、形態として認知された文字を頭の中にある文字記憶（鋳型）と照らし合わせ該当するものがあるかどうかを判断する必要があります。
＊参考：SALA失語症検査 VC11「漢字判断」

c）語彙照合を調べる―語彙性判断検査（文字提示）

文字／非文字弁別検査で明らかな成績低下を示さないにもかかわらず、失読症状を呈するケースの語彙照合障害の有無を検出するにはどのような方法があるでしょうか？

除外診断 前項b）までの処理過程に問題がないことを確認しておきます。

方　法 検査道具：○と×が記載してある応答用紙
具体的手順：応答用紙を提示して、「これから単語をお見せします。見たことがある（日本語の単語だ）と感じたら○を、見たことがない（日本語の単語ではない）と感じたら×を指差して下さい」と教示します。そして、文字刺激として単語（例：「人参」、「みかん」など）と非語（例：「白安」、「たへそ」など）をランダムな順序で与え、単語であれば○、

非語であれば×を指差ししてもらい、文字で提示された単語と非語が区別できるかどうかを調べます(図68)。

結果の解釈 文字照合が可能であるにもかかわらず、与えられた文字列が意味のある語か否か判別できなかった場合は、単語の視覚的理解(文字理解)の障害の原因として、語彙照合の障害を疑います。

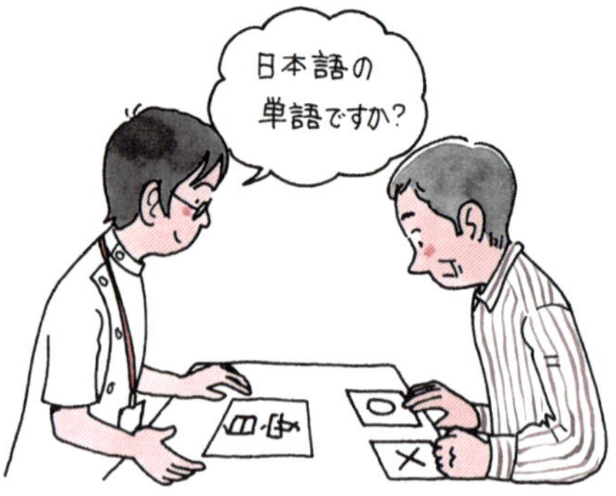

図68 語彙性判断検査(文字提示)

この検査は、提示された文字が単語であるか非語であるかを判断する課題であり、提示された文字に対する既知感(過去において見たことがあるという印象)が問われることになります。つまり、この課題に正答するためには、脳内の入力語彙辞書と与えられた文字列を照らし合わせることが可能でなければなりません。この検査は、前述の聴覚的理解における語彙判断検査同様、意味照合(入力語彙辞書から意味記憶へのアクセス)とは水準が異なるということを理解しておきましょう。また、この検査で仮名単語を使用する場合には、表記妥当性が高く、かつ高頻度の語を選んで下さい。

＊参考：SALA失語症検査 VC12「語彙性判断(漢字)」、VC13「語彙性判断(ひらがな・カタカナ・漢字)」

失語症語彙検査「語彙判断検査Ⅰ(漢字提示)」「語彙判断検査Ⅱ, Ⅲ, Ⅳ(平仮名提示)」

d) 意味照合(入力語彙辞書から意味記憶へのアクセス)を調べる―単語の理解・類義語判断検査(文字提示)

語彙性判断検査(文字提示)で明らかな成績低下を示さないにもかかわらず、単語の視覚的理解(文字理解)の低下を呈する患者さんの、意味照合(入力語彙辞書から意味記憶へのアクセス)について掘り下げるにはどのような方法があるでしょうか？

除外診断 前項c)までの処理過程に問題がないことを確認しておきます。

方法①　単語の理解(文字提示)　総合的失語症検査の中に通常含まれている「視覚的理解(文字理解)」の下位検査は、上記a)からc)までの処理過程が保たれていることを確認した上で実施すると、意味照合(入力語彙辞書から意味記憶へのアクセス)の掘り下げ検査になります。

検査道具：絵カード　1組6枚程度で10組程度

具体的方法：「みかん」や「はさみ」などの絵カードを6枚程度提示した状態で、そのうちの1つの絵に対応する文字単語を提示して、絵カードを指差ししてもらいます(図69)。

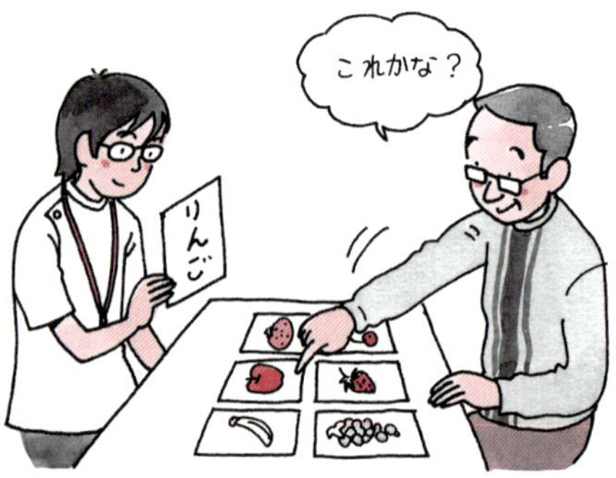

図69 単語の理解(文字提示)

結果の解釈　この検査では、被験者が文字を音韻に変換しているかどうかで、解釈が異なります。文字を音韻に変換しているなら、ここで調べているのは、聴覚的理解における意味照合（入力語彙辞書から意味記憶へのアクセス）と共通の処理過程になります。一方、被験者が文字を音韻に変換することが困難なケースであるなら、ここで調べているのは、入力文字辞書から音韻を介さない形での意味照合の障害の有無を調べていることになります。

＊参考：失語症語彙検査「名詞理解検査」「動詞理解検査」

方法②　類義語判断検査（文字提示）

検査道具：○と×がと記載してある二者択一の応答用紙

具体的手順：応答用紙を提示して、「これから文字で書かれたことばを2つずつお見せします。それらが同じような意味のことばだと思ったら○を、そうではないと思ったら×を指差してください」と教示します。その後、類義語のペア（例：「椅子」－「腰掛」など）や、非類義語（例：「約束」－「睡眠」など）をランダムな順序で見せて、単語ペアが類義語であれば○、そうでなければ×を指差してもらい、文字で提示された単語の意味照合（入力語彙辞書から意味記憶へのアクセス）を調べます（図70）。

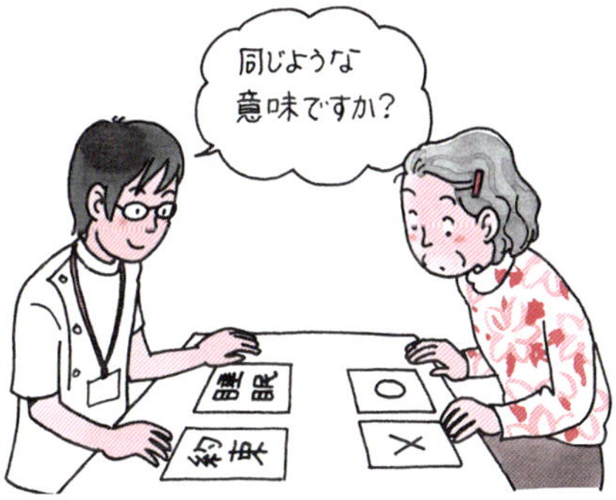

図70　類義語判断検査（文字提示）

結果の解釈　聴覚提示の場合同様、この検査は意味照合（入力語彙辞書から意味記憶へのアクセス）を直接測定するのではなく、与えられた2つの単語どうしの意味の類似性を問うというかたちで、間接的に測定しようとする検査です。繰り返しになりますが、文字を音声に変換できる被験者の場合には、調べているのは聴覚提示の場合と共通の意味照合の障害の有無、文字を音韻に変換することが困難な被験者の場合には、音韻を介さない形での意味照合の障害の有無ということになります。

＊参考：SALA失語症検査 VC16「名詞の類似性判断（視覚提示）」
　　　　SALA失語症検査 VC17「動詞の類似性判断（視覚提示）」
　　　　失語症語彙検査「類義語判断検査（文字提示）」

4　構文の理解の掘り下げ検査

前項まで単語レベルの理解障害に関する掘り下げ検査の例を述べました。本書で扱っている言語情報処理は単語に関するものが中心ですが、次に文の理解に関する掘り下げ検査の例を述べます。構文理解の処理過程は、大きく2つに分けられます。1つが文構造の解析でパーシングと呼ばれる処理、もう1つが「主語」「目的語」などの文の構成素を文中での意味役割に対応させるマッピングと呼ばれる処理です。

a) 文構造の解析能力（パーシング）を調べる─文法性判断検査

前提 単語の理解能力が保たれていることが前提となります。

方法 検査道具：それぞれ○と×と記載してある二者択一の応答用紙

具体的手順：応答用紙を提示して、「これからお聞かせする文が、日本語として不自然でないと思ったら○を、日本語として不自然だ（おかしい）と思ったらと×を指差してください」と教示します。その後、日本語の文構造として正しい文（例："リンゴ／ヲ／タベル"など）や、誤った文（例："ヲ／タベル／リンゴ"、"リンゴ／ニ／タベル"など）を音声または文字で提示し、提示された文が日本語として正しい文であるか否かを問います（図71）。

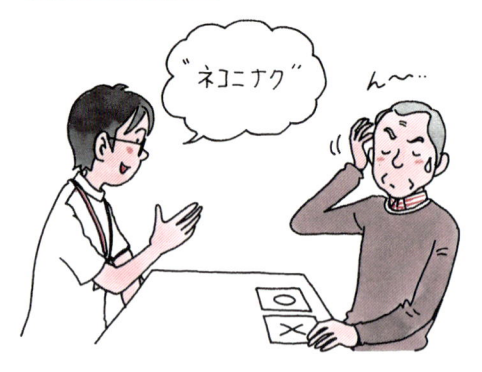

図71　文法性判断検査

結果の解釈　この検査は、与えられた文が指し示す意味を問うのではなく、「正しい文構造か否か」を問う検査です。この検査に成績低下が見られなければ、パーシングは保たれていると考えます。

b) 文の構成素と意味役割との対応（マッピング）を調べる

前提 パーシングが保たれていることが前提となります。

方法 検査道具：動作絵（例：人物が人物に対してプレゼントを渡している模式図的な絵など）

具体的手順：動作絵を提示しながら、検査者は、その絵に対応する文（例：男の子が女の子にプレゼントを渡している．など）を音声または文字で提示します。そして、その文章に関して

　　プレゼントを渡しているのは男の子ですか？女の子ですか？
　　プレゼントをもらっているのは男の子ですか？女の子ですか？

などの設問に答えてもらいます。設問は音声で提示しても、文字で提示しても構いません。また、解答方法として、口答で答えてもらう代わりに、選択肢の中から選んでもらっても構いません。

　動詞から見て主語や目的語などの文法範疇（項）が文中でどのような役割を担っているのか（動作主なのか、動作の受け手なのか、あるいは「場」を現しているのか、など）が理解できるかどうかを確認する検査です（図72）。

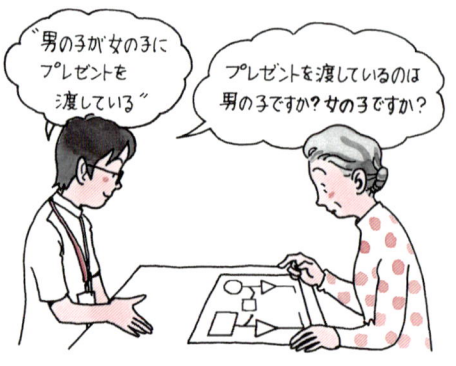

図72　マッピングの検査

結果の解釈　マッピングに障害があると、文構造の正誤判断はできても、文法範疇と意味役割を正しく対応づけることができないため、文の理解を誤ってしまいます。つまり、"男

の子が女の子を追いかけている"という文を聞いたとき、どちらがどちらを追いかけているのか、その役割関係が理解できなくなります。

　この検査では、文に含まれるいくつかの構成素に対応する意味役割について質問します。この検査に正答することができれば、「主語」や「目的語」などの文の構成素がどのような役割を持っているのか（何らかの動作をしている方なのか、されている方なのか、など）が理解されていることになります。

5　表出面の掘り下げ検査

　表出面の掘り下げ検査は、構音運動プログラムの障害、つまりアナルトリーの有無と重症度を調べる構音検査を除くと、特別に名称の付いた検査というのはありません。それではどのようにして障害のメカニズムを明らかにしていくのでしょうか。

　語彙選択（出力語彙辞書）の段階の誤りなのか、音韻選択（出力音韻辞書）の段階の誤りなのか、音韻配列（音韻出力バッファー）の誤りなのか、などを明らかにしていくためには、その患者さんの反応をよく観察し、判断していきます。例えば、呼称検査において、みかんの絵を見て"リンゴ"と発話した場合は、語彙選択（出力語彙辞書）の段階での誤りを推定します。一方、アナルトリーが認められないにもかかわらず、みかんの絵を見て"ミカモ"と発話した場合は、音韻選択（出力音韻辞書）の段階での誤りを推定します。

　上記のような反応が見られる場合は、障害されたレベルの予測が立ちやすいのですが、無反応であったり、患者さんが"わかりません"というような反応をした場合は、判断が難しくなります。このような場合、他の言語表出モダリティーである書称や音読の反応と比較することで有益な情報が得られる場合が多々あります。例えば、本の絵を見て、まったく発話が認められなかったものの、「本」と漢字で書字することは可能だとします。さらに、その「本」という文字を見て音読が可能だったとします。この反応からどのような情報が得られるでしょうか？　この場合、本の絵を見て「本」と書字することが可能であることから、語彙選択の処理（出力語彙辞書）が少なくとも部分的に機能していることが推定されます。また、音読が可能であることから、音韻選択の処理（出力音韻辞書）も保存されている可能性が高いと考えられます。つまり、ここでの障害は、「語彙選択（出力語彙辞書）→音韻選択（出力音韻辞書）」の流れのどこかである可能性が高くなります。

　この他、患者さんの発話を阻害している主たる要因が、構音運動プログラムの段階にあるのか、それよりも中枢寄りである音韻や語彙の段階にあるのかを明らかにしたい場合、系列語や歌唱などの自動化された音韻フレーズと、通常の自発話を比較する方法があります。もし通常の自発話に比べ、自動化された音韻フレーズで明らかな発話の促進が観察された場合は、構音運動プログラム障害（アナルトリー）の可能性は低くなります（合併はしているかもしれませんが）。純粋なアナルトリーでは、発話状況に依存して構音が大きく変化することはないからです。

　ここで「あれ？系列語や歌唱がスムーズに表出されるなら、語彙処理や音韻処理もうまく行われているのでは？」と思われた方も多々いるでしょう。それではここで少し考えて

みます。自動化された音韻フレーズと通常の自発話ではどのような違いがあるのでしょうか？

歌手にとっての歌の歌詞や僧侶にとってのお経など、自動化された音韻フレーズは通常の発話のような、「意味記憶の活性化→出力語彙辞書の活性化→出力音韻辞書の活性化→音韻の配列」という処理過程をすべて経て表出に至っているとは限りません。もちろん、歌詞やお経を覚える過程では、意味を考え、語彙を意識し、音韻を選択・配列するという、通常の発話処理過程を必要とすると思われますが、何回も反復されることによって手続き記憶化されていくと考えられます。幼稚園児ぐらいの年齢の子供が、意味をまったくあるいはほとんど解さないままテレビの主題歌などを歌っていることがありますが、この場合などは覚える過程から意味や語彙はほとんど関与していない（つまり音韻の丸暗記である）可能性が高いわけです。すべてを意味や語彙と関連付けて覚えているわけではないため、所々間違った単語になっている場合や、実在しない語が混在している場合が多々あります。もちろん子供はそんなことはまったく意に介さず楽しそうに歌っています。それはそれでよいのです。

いったん手続き記憶化された行為（自転車に乗る、楽器を演奏するなど）は、意識にのぼることなく遂行されることはよく知られています。それと同様に、自動化された音韻フレーズの表出では、コミュニケーションを目的とした発話の場合とは異なり、必ずしも意味・語彙・音韻を意識する必要がない可能性が考えられます。したがって、系列語や歌唱において難なく発話が遂行できたからといって、出力語彙辞書や出力音韻辞書が正常に機能しているとは限らないのです。しかし、構音プログラムは、自動化された音韻フレーズであっても意図的な発話であっても、それを音声として実現するために必ず通らなくてはならない運動実現の過程です。そのため、この段階が障害され拙劣化している場合には、いかなる発話状況においても影響を受けないわけにはいきません。

発話障害のメカニズムを鑑別する他の方法としては、ある程度「書くこと」が可能な患者さんの場合、言えないことばを仮名文字で書字してもらう方法もあります。例えば、猫の絵を見て、誤って"eko"と曖昧な発話をした時に、仮名でも「えこ」と書字したなら、その誤りは出力音韻辞書の水準にあることが推定されますし、書字では正しく「ねこ」と表出していたなら、構音プログラムの障害が示唆されます。理由はもうおわかりのことと思いますが、すでに書称のメカニズムのところで述べたように、仮名文字で単語を書字する際には、音韻が選択・配列され、さらにそれらがモーラとして分離・抽出されていなくてはなりません。つまり、猫の絵を見て「えこ」と書いた場合、患者さんの頭の中で／eko／という誤った音韻が選択・配列されているはずです。しかし、「ねこ」と正しく仮名で書けるのに、発話では"えこ"と聞こえる音声に変わってしまうのであれば、原因は音韻の段階ではなく構音運動プログラムの段階の障害と判断できます。

チェックシート (p60) の解説

Q1 の解説　これら2つのモダリティーにおける共通部分は入力語彙辞書から意味記憶の活性化へ至る部分です。共通ではない部分は、刺激の入力から入力語彙辞書に至る部分です。

　例えば、"たばこはどれですか？"という聴覚的理解の課題に正答することができなかったにもかかわらず、漢字単語（「煙草」）の読解課題には正答できたとします。この場合、「煙草」という文字から入力語彙にたどり着くことは可能でも、"たばこ"という音声からはたどり着くことができないということになります。障害のポイントは、音響分析→音韻照合（入力音韻辞書）→語彙照合（入力語彙辞書）の流れのいずれか、あるいはそれらの重複にあると考えらます。

　また、臨床的な視点として、特に重度失語症者の場合、漢字単語の理解力が残存しているかどうかは、訓練やコミュニケーション方法を考える上で非常に重要です。まず、文字を提示しながらの会話が可能かどうかの情報が得られますし、基礎的な訓練課題の1つである、絵と漢字単語の照合課題が導入可能かどうかの示唆が得られます。

Q2 の解説　聴覚的理解は入力系の処理（decoding）であるのに対して、復唱は入力系の処理（decoding）＋出力系の処理（encoding）です。どちらも入力刺激は音声ですから、少なくとも音響分析を必要とするという点では共通です。しかし、前章で述べたように、音響分析の後、聴覚的理解は、「音韻照合（入力音韻辞書）→語彙照合（入力語彙辞書）→意味照合（意味記憶の活性化）」と、1本のルートを進むのに対して、復唱は複数のルートを持っています。具体的には、p22～28に述べたように、①聴覚的理解にまで至ってから、改めてその単語を再生する形で表出する意味ルート、②語彙照合まで行って、意味記憶の活性化はバイパスして折り返す語彙ルート、③音韻照合まで行って、語彙照合以降はバイパスして折り返す音韻ルート、さらに、④音響処理だけを行い、それ以上の処理はバイパスして、イミテーション（模倣）として音声を再現する音響ルートです。健常者の復唱では、これらの4つのルートが重畳して機能していると考えられます。

　このケースの場合、聴覚的理解がかなり障害されているにもかかわらず、復唱が良好ということですから、①のルートが障害されていて、②～⑤のルートのいずれかまたはすべてが良好に機能していることになります。したがって、障害のポイントは、①のルートにあって、②～⑤のルートには含まれない処理過程、すなわち「語彙照合（入力語彙）→意味照合（意味記憶の活性化）」の流れの中にある可能性が高いわけです。古典分類における超皮質性感覚失語や、語義失語の中核症状に該当します。

Q3 の解説　まず、両モダリティーとも入力刺激は「文字」ですので、「形態処理」と「文字照合」の2つは必須の処理過程です。

　文字処理にかかわる両モダリティーは、共に大きく2つのルートがあったことをご記憶でしょうか。音韻ルートと語彙ルートです（p28～38参照）。

　音韻ルートというのは、文字照合（入力文字辞書）から音韻照合（入力音韻辞書）へと進むルートです。一方、非音韻ルートというのは、文字照合（入力文字辞書）から音韻照合（入力音韻辞書）をバイパスして、直接語彙照合（入力語彙辞書）へと進むルートです。

　音読における音韻ルートには、文字照合（入力文字辞書）の後、①音韻照合（入力音韻辞書）を経て、語彙照合（入力語彙辞書）はバイパスして、そのまま音韻を出力する非語彙的音韻ルート、②音韻照合（入力音韻辞書）から語彙照合（入力語彙辞書）を経て、意味照合（意味記憶の活性化）はバイパスして音韻出力に向かう非意味的音韻ルート、③音韻照合（入力音韻辞書）→語彙照合（入力

語彙辞書）→意味照合（意味記憶の活性化）と進み、読解にまで至ってから音韻出力に向かう意味的音韻ルートの3つがあり、健常者では、それら3つのルートが重畳して機能していると考えられます。一方、音読における非音韻ルートは、文字照合（入力文字辞書）から音韻照合（入力音韻辞書）をバイパスして、直接語彙照合（入力語彙辞書）→意味照合（意味記憶の活性化）へと進み、いったん読解が成立した後、呼称のルートを通って出力に至るという処理になります。

Q3は、音読と読解の成績差ということですから、2つの場合を考えなくてはなりません。

例えば、「大根」という漢字単語を提示した場合に、読解は正答で、音読が誤答だったとします。読解が正答ということから、少なくとも、文字の処理に必須の処理過程である形態処理と文字照合（入力文字辞書）は保たれていることになります。しかし、音読ができないわけですから、このケースの読解は、音韻を介していないことが考えられます。したがって、障害のポイントは音韻ルートであることが推定されます。

一方、「だいこん」という仮名単語を提示した場合に、読解は誤答で、音読は正答であったとします。音読は正答ということから、先ほどと同様、少なくとも、文字の処理に必須の処理過程である形態処理と文字照合（入力文字辞書）は保たれていることになります。しかし、読解ができないわけですから、このケースの音読は、読解に至ったうえでの音読ではないことが考えられます。したがって、この場合、読解が前提となる非音韻ルートが障害されており、なおかつ、音韻ルートにおける語彙照合（入力語彙辞書）→意味照合（意味記憶の活性化）の流れのいずれか、あるいは双方が障害されていたことが考えられます。つまり、文字を音韻に変換することは可能であるにもかかわらず、その後、語彙照合または語彙から意味へのアクセスに至らないということになります。このような成績パターンも、超皮質性感覚失語や語義失語においてよく見られる現象です。

Q4の解説　入力刺激を考えると、復唱は「音声」で、呼称は「絵」という違いがありますが、どちらも出力は音声です。

呼称は、絵を見てから、「語彙選択（出力語彙辞書）→音韻選択（出力音韻辞書）→音韻配列（音韻出力バッファー）→構音運動プログラム→構音運動」と流れる1本のルートですが、復唱は、Q2のところで述べたように、①から④までの複数のルートが重畳しています。

たとえば、同一の単語を用いた検査で、復唱は全問正答で、呼称は全問誤答であったとします。この結果だけからどのようなことが考えられるでしょうか。

呼称がまったくできないにもかかわらず、復唱が良好であることから、このケースの復唱は、呼称の処理過程を含む①のルートでは行われていないことが推定されます。言い換えると②から④までのルートでの復唱ということになります。さらに障害を特定するためには、非語の復唱と単語の復唱で成績差をみるという方法があります。非語の復唱より単語の復唱のほうが成績良好であるなら、語彙の処理がかかわる②のルートまでが機能していることが推測されますし、逆に単語でも非語でも成績に差を認めないなら、③のルートまでしか機能していないことが推測される、というわけです。

Q5の解説　入力刺激に関して、呼称は「絵」であるのに対し、音読は「文字」という違いがあります。出力モダリティーにおける構音運動プログラム→構音運動実行という流れは共通です。この両モダリティーにおける明らかな違いは、音読には音韻ルートがあることです（p34〜37参照）。音韻ルートが利用可能なタイプの単語（仮名単語や、漢字一貫語）の音読は、呼称よりも成績がよくなる場合があります。一方、語彙ルートでの音読（p37〜38参照）の場合には、意味照合（意味記憶の活性化）以降、語彙選択（出力語彙辞書）→音韻選択（出力音韻辞書）→音韻配列（音韻出力バッファー）→構音運動プログラム→構音運動実

行という流れが呼称と共通になります。したがって、語彙ルートで読まれる単語（漢字非一貫語および熟字訓）の音読は、呼称との共通性が高く呼称訓練として活用することが可能なのです。ただし、その漢字単語の意味が理解できていることが前提となります。

ただし、呼称と語彙ルートでの音読は共通性が高いといっても漢字は「絵」ではありません。文字である以上何らかの音韻情報を担っています。特に熟字訓ではない漢字単語の音読では、1文字から得られた音韻情報がヒントとなって音読に至ることがあります。

Q6の解説　どちらも入力刺激は「絵カード」ですが、表出モダリティーは、呼称が「音声表出」であるのに対し、書字は「文字表出」という違いがあります。両者を比較した場合、形態処理→意味照合（意味記憶の活性化）→語彙選択（出力語彙辞書）までの処理は共通です。例えば、大根の絵を見て、漢字で「大根」と書くことは可能であったにもかかわれず、［だいこん］と呼称することはできなかったとします。この結果から考えられることは何でしょうか？

書称が可能なことから、出力語彙辞書から直接出力文字辞書に至る経路は機能していたことが示唆され、一方、呼称が不可であることから、出力音韻辞書以降の処理過程が障害されていたことが示唆されます。また、文字情報が取り出せているということから、出力語彙辞書がまったく機能していないわけではない可能性を考えます。これらのことはその後の訓練方針を立案し、機能予後を推定する上でも貴重な所見となります。

Q7の解説　どちらの課題も入力刺激は「音声」ですから、音響分析→音韻照合（入力音韻辞書）の流れは共通です。一方、出力モダリティーは、復唱は「音声」で書取は「書字」という違いがあります。

Q7は、復唱と仮名単語の書取の成績差ということですから、2通りの場合を考えなくてはなりません。

例えば、患者さんに音声で"だいこん"と提示したところ、復唱はできなかったにもかかわらず、仮名で書き取ることができたとします。この場合どう考えればいいでしょうか。書取ができることから、音響分析→音韻照合（入力音韻辞書）までは機能していると考えていいでしょう。また、通常「大根」と漢字で表記されることの多い単語を、仮名で書き取ることができたということから、音韻選択（出力音韻辞書）→音韻配列（音韻出力バッファー）およびそれ以降の処理も可能であったと考えます。つまり、復唱の誤りの原因は出力の最終段階で、復唱だけに必要となる構音運動プログラム→構音運動実行の流れのいずれかの障害が考えられることになります。

一方、復唱はできたのに仮名で書き取ることができなかった場合はどうでしょう。この場合、音韻配列（音韻出力バッファー）以降の処理が障害のポイントになります。まず考えなくてはならないのは、書取に限らず仮名単語の書字で必要となるモーラ分解・抽出の段階の障害です。この処理は通常発話では必要となりません。この処理が可能であるなら、次に考えなくてはならないのは文字選択（出力文字辞書）の障害、つまり仮名の失書です。もちろん書字運動プログラム→書字運動実行の障害もチェックする必要があることは言うまでもありません。

Q8の解説　入力刺激に関して、書字の場合は「絵」で、書取の場合は「音声」という違いがあります。しかし、出力は両モダリティーとも「書字」ですから、文字想起（出力文字辞書）→書字運動プログラム→書字運動実行の流れは共通です。

たとえば、患者さんに音声で"だいこん"と提示したところ、仮名で書き取ることができたにもかかわらず、「大根」の絵を見せても仮名で書称することができなかったとします。この結果からどのようなことが考えられるでしょうか？

単語の書称と単語の書取の比較を行う場合には、呼称と単語の復唱の比較（Q4参照）を参考に

するとよいでしょう。書称(特に仮名単語の場合)は、絵を見てから、語彙選択(出力語彙辞書)→音韻選択(出力音韻辞書)→音韻配列(音韻出力バッファー)→モーラ分解・抽出→文字想起(出力文字辞書)→書字運動プログラム→書字運動と流れる1本のルートですが、書取は復唱のように複数のルートが重畳しています。具体的には、①聞き取った音声を理解した上で、改めてその単語を自ら書字するルート(言い換えると、聴覚的理解＋書称というルート)、②語彙照合まで行って、意味記憶はバイパスして折り返す語彙ルート、③音韻照合まで行って、それ以降の処理をバイパスして折り返す音韻ルートです。

したがって、この場合、「語彙選択(出力語彙辞書)→音韻選択(出力音韻辞書)」の流れのどちらか、あるいは双方に障害があると考えられます。

III 章

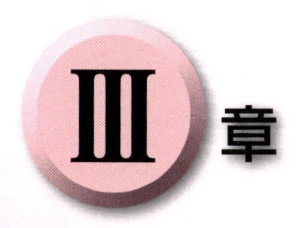

訓 練 編

1 訓練プランの立て方

1 基本的な考え

　　　標準化された総合的失語症検査および、掘り下げ検査を行って、患者さんの障害メカニズムが明らかになったら、次はいよいよ訓練プログラムの立案です。
　　　しばしば、学生さんの立てた訓練プランに以下のようなタイプのものが見受けられます。

＜問題点＞	＜訓練プラン＞
＃聴覚的理解の障害	＃聴覚的理解訓練
＃呼称障害	＃呼称訓練
＃音読障害	＃音読訓練
＃文字理解の障害	＃文字理解訓練
＃書字障害	＃書字訓練

　　　このような問題点の立て方と訓練プランはどのような点が望ましくないでしょうか。
　　　まず問題点として、できないことが列挙されているのみで、できない理由（障害のメカニズム）が記載されていないことが挙げられます。聴覚的理解や呼称など、一つひとつの言語モダリティーが、それぞれいくつかの情報処理過程から構成されていることを、私たちはすでに学びました。たとえば聴覚的理解には、「音響処理→音韻照合（入力音韻辞書）→語彙照合（入力語彙辞書）→意味照合（意味記憶の活性化）」という流れが考えられたわけですね（p13～17参照）。問題点を記載する際にも、単に聴覚的理解の障害と記載するのではなく、たとえば、音韻照合障害（入力音韻辞書）とか語彙照合障害（入力語彙辞書）など、障害されている情報処理過程を記載することが重要です。第2の問題点として、「聴く」「話す」「読む」「書く」の4つのモダリティーの障害と訓練が、並記されている点が挙げられます。
　　　一般に、失語症の言語訓練では、「聞いて理解する」能力と、「話す」能力の改善に主眼

がおかれます。その理由は、多くの場合、私たちの日常生活上のコミュニケーションの中心が口頭言語だからです。地球上で文字を持たない民族は存在しても、音声言語をもたない民族は存在しないという事実からも、そのことは納得できるのではないでしょうか。

しかも、大脳の中で、言語にとって特に重要と考えられているシルビウス溝周辺領域は、「ことばを聞き取って話す」という音声言語（音韻が介在する言語）の処理機能に強く関与しているため、「聞く」「話す」というモダリティーは失語症になると特に損なわれやすい機能でもあるわけです。一方、「読む」「書く」というモダリティーは、すでに学んだように、音声言語（音韻が介在する言語）の情報処理と共通するルートに加えて、音韻が介在せず、文字照合（入力文字辞書）から直接語彙照合（入力語彙辞書）へ流れる読解のルートや、語彙選択（出力語彙辞書）から直接文字選択（出力文字辞書）へ流れる書字のルート（非音韻ルート）があるため、言語中枢が損傷された場合にも保存されやすいという特徴も有しています。そのような意味でも、「読解」や「書字」の促進を「目的」とするのではなく、「聴覚的理解」や「発話」を促進させるための「手段」として利用する方が理に適っていると言えるのです。

患者さんの障害メカニズムを考慮し、かつ訓練の目的と手段を明確にした訓練計画の例を以下に記載します。

> ＜問題点＞
> 1. 表出面
> ＃音韻選択および配列の障害に起因する呼称障害。
> 　（ただし、漢字の書字および音読は一部可能。仮名1文字の音読は良好。）
> 2. 理解面
> ＃意味照合障害（語義理解障害）に起因する理解障害。
> 　（ただし、語音認知、音韻照合は良好）
> ＜訓練方法＞
> 1. 表出面
> 　(1) 漢字単語の書称。
> 　(2) (1)で書字した単語を音読し、発話（音韻表出）につなげる。
> 2. 理解面
> 　(1) 良好な仮名音読を経由して、語彙（音韻）からの意味照合を図る。
> 　　仮名単語と絵との照合。仮名のみで作成された文完成課題。

2 非音韻ルートの訓練から音韻ルートの訓練へ

前項で、「読む」「書く」に含まれる非音韻ルートが、失語症において比較的保存されやすい機能であることを述べましたが、このことは特に重度失語症に対する訓練プランを立案する上でヒントになります。

理解も表出も共に複数の処理過程にまたがって障害されている場合には、訓練ではどこから手をつけたらよいのでしょうか。その場合、一般的には非音韻ルートを活用した理解

および表出の訓練から開始し、徐々に音韻ルートに焦点を当てた訓練にシフトしていきます。

例えば、発話に関して、「語彙選択（出力語彙辞書）→音韻選択（出力音韻辞書）→音韻配列（音韻出力バッファー）→構音運動プログラム」に至るほぼすべての過程にわたって障害されている、いわゆる重度ブローカ失語、あるいは全失語に近いようなケースの場合、いきなり音韻選択や構音運動プログラムにアプローチするのは得策ではありません。音声（音韻）での表出にこだわらず、語彙を選択することに主眼をおいた訓練から開始するのが無難です。具体的には、絵を見て漢字で書称する課題、すなわち、「意味記憶の活性化→語彙選択（出力語彙辞書）→文字選択（出力文字辞書）」に至る非音韻ルートから試してみて下さい。完全でなくても、絵を見て漢字の一部でも表出可能であれば、出力語彙辞書の機能が残っていることが示唆されます。そして、時期を見計らって音韻選択（出力音韻辞書）の訓練へと移行し、音韻が想起できるようになったら、構音運動プログラムにアプローチするという順序で行っていきます。

このことは理解の訓練にも当てはまります。聴覚的理解に関して、「音響分析→音韻照合（入力音韻辞書）→語彙照合（入力語彙辞書）→意味照合（意味記憶の活性化）」に至るほぼすべての過程にわたって障害されている重度ウェルニッケ失語のケースの場合、いきなり音声を聞かせて該当する絵を選ばせるような訓練を行うことは効果的でないばかりか、場合によっては患者さんを混乱させ、追い詰めることにもなりかねません。このような場合にも非音韻ルートに着目します。具体的には、漢字単語を見せて、選択肢の中から該当する意味（絵）を選んでもらう訓練から開始してみて下さい。そして、時期を見計らって音声を聞いて意味を考える訓練に移行していきます。

ただし、この順序性は、重度なケースに遭遇した時の、訓練の考え方の基盤となる原則であって、必ず遵守しなくてはならない「法律」ではありません。例えば、重度**ブローカ失語**のケースにおける言語表出訓練においては、漢字書称能力の回復が得られるまでは絶対に呼称訓練を実施してはいけない、などということではありません。発話障害がかなり重度なケースであっても、自分の氏名や挨拶語などは、比較的楽に表出される場合が多いものです。そのようなケースでは、毎回のセッションの中で5～10分程度口を動かして発話（構音）する時間を組み込むことはおおいに推奨される訓練メニューです。また、重度**ウェルニッケ失語**における理解の訓練においても、漢字単語の理解が安定するまでは音声を聞かせてはいけない、などということではなく、ケースバイケースで患者さんの負担の度合を見極めながら、適宜、音声刺激を与えていくことが重要です。

3 訓練の難易度調整

失語症の患者さんの言語症状は常に変化しています。発症から数年経過したケースであっても、適切な訓練によって数カ月単位で症状が変化する場合もあります。発病から日の浅いケースでは1日単位で症状が改善していくことも稀ではありません。そのため変化に合わせた難易度調整が必要となります。特に若年発症でかつ発症初期の場合、症状の変

化は急激です。セラピストが患者さんに追いついていない、などということのないように気をつけてください。

　個々の課題はやさしすぎても難し過ぎても適切とは言えません。残念ながら、現在までのところ、訓練課題の難易度の設定に関して、エビデンスは確立されていません。あくまでも臨床経験上の話ですが、「ちょっと考える必要があるけど、何とかすべて正解できる」という水準が、訓練効果も得られ、かつ訓練に対するモチベーションも維持されるという印象を持っています。本書では、訓練課題の難易度調整も記載してありますので、患者さんの負担も考慮しつつ障害レベルに応じて調整していただきたいと思います。

4 代替コミュニケーション

　すべての言語モダリティーにわたって障害が重度であり、すぐには言語機能面に直接アプローチすることが困難なケースでは、描画、ジェスチャーなどをコミュニケーション手段として活用する場合もあります。しかし、それらはあくまで当面の代用手段です。患者さんの発話能力に改善の兆しがみられていることに気づかずに、発話へのアプローチを諦め描画訓練だけを継続するなどは、是非とも避けたいことです。常に症状の変化を見逃さないようにして下さい。

5 生活全体をみすえた訓練プラン

　言語訓練のプログラムは、上記のような機能面へのアプローチのみではありません。その患者さんの年齢、性別、職業背景、家族構成、経済状況、趣味などを考慮し、その方の生活全般を支援するものでなくてはなりません。当然、それら諸要因によって、たとえ失語症のタイプや重症度が同じであっても、ゴールの設定や訓練のメニューも変わってきます。

　本書は、機能面にのみ焦点を当てた内容になっていることにご注意下さい。

2 個々の障害に焦点をあてた具体的な訓練プラン

1 理解系—聴覚モダリティーを中心に—

a）音響分析障害（語音聾）に対する訓練

- 実施前提条件：聴力レベルの問題（難聴）が除外できること

訓練法1 異なる語音のペアもしくは同一語音のペアを提示し、音響として「同じ」か「異なる」かを答えてもらいます。

- 訓練材料：
  ①音声
  ②必要に応じ、2者択一応答用の○×カード

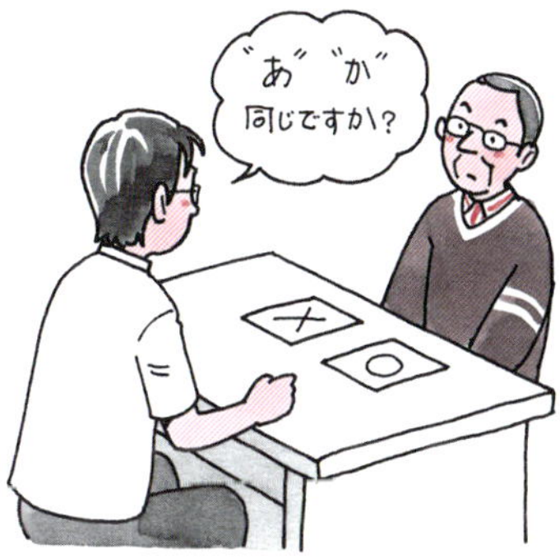

- 方　法

  教示：「今から、[a]、[ka] など、音声を2つずつお聞かせします。何と言われたか分からなくても構いません。2つが同じ音だったか違う音だったかを答えてください。」（図73）

図73　音響分析訓練1

　本書で言う「音響分析障害」とは、聴覚的言語理解の処理過程の入り口の部分である音声に対する音響的弁別の障害です。純粋に音響レベルの障害に対する訓練法であるためには、音韻レベルあるいは語彙レベルの処理を必要としない課題でなくてはなりません。また、「何という音韻であったか」とか、「何という単語であったか」という問い方をしてはいけません。単に音響として同じに聞こえたか異なって聞こえたか、その弁別に焦点を当てます。訓練に用いる刺激は、その場の検査者の音声でも構わないのですが、条件を統制するという意味では、あらかじめ作成した音声ファイルを用いて、いつでも同じ刺激が提示できるようにすることを推奨します。

- 難易度調整

　異音のペアには、①子音・母音とも異なる（例：[a] と [ko]、[sa] と [te] など）、②母音のみが異なる（[a] と [e]、[ka] と [ko] など）、③子音のみ異なる（例：[ka] と [sa]、[ta] と [na] など）、の3通りが考えられます。聴覚的弁別は①から③の順に難しくなります。さらに、③の中での無声子音どうしのペア（例：[ta] と [ka]、[ka] と [pa] など）の場合がもっとも難易度が高くなります。

　ところで、語音といえども「音」に違いはありません。「高さ（周波数）」「強さ（音圧）」「長さ（持続時間）」など音の基本的な要素が組み合わさってできたものです。この中で語音聾と言われる人たちがもっとも障害されるのは音のどの側面なのでしょうか。語音聾では音に対する時間分解能が低下することが知られています。その他、過去にわれわれが語音聾を呈するケースに音の弁別能力検査を実施した結果では、「強さ（音圧）」の弁別は比較的保たれていたのに対して、「高さ（周波数）」の弁別や、異なる周波数成分の組み合わせ

からなる「音色」の弁別が困難であることが示唆されました。

そこで、基礎的な音響弁別の訓練を目的としたちょっと変わった訓練のアイデアを以下にご紹介します。

訓練法 2　音階の異なる音（例：「ド」と「ラ」など）もしくは同じ音（例：「ド」と「ド」など）を同一楽器で提示したり、同じ音階の音を異なる楽器で提示し、同じ音かどうかを答えてもらいます。

- 訓練材料：笛、ピアノなどの楽器
- 方　法

教示：「今から楽器の音を 2 つずつ鳴らします。2 つの音が同じか違うかを答えてください。」（図 74）

- 難易度調整

提示する音階を近いものにしたり、音色の近い楽器を用いることで、難易度は上がります。

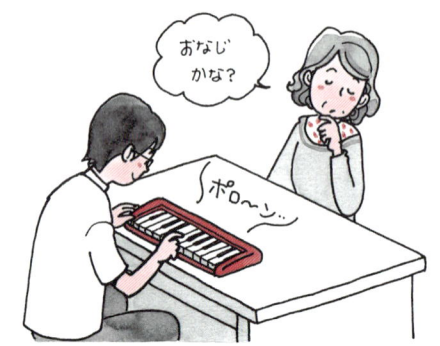

図 74　音響分析訓練 2

b）音韻照合障害に対する訓練

- 実施前提条件：

①音響分析レベルの障害が否定できること。

②仮名 1 文字の音読が可能であること。

訓練法 1　聞き取った音声を仮名文字と照合してもらいます。

- 訓練材料：

①音声

②選択肢用の仮名文字（SLTA4.「仮名の理解」に準ずる）

- 方　法

教示：「今から、/a/、/ka/ など、50 音の中からことばを 1 つず言います。それに対応する仮名 1 文字を指差してください。」（図 75）

重度の音韻照合障害では、この課題がまったくできない場合があります。そのような場合には、1 モーラと仮名 1 文字の、1 対 1 の照合訓練から開始することを推奨します。その際、①最初に 1 モーラを音声提示し、続いて仮名 1 文字を提示して異同を判断させる方法と、②最初に仮名 1 文字を提示し、続いて 1 モーラを音声提示して異同を判断させる方法があります。

重度のケースでは、最初に音声で 1 モーラを提示されて、「あれ？今何と言われたのかな」と不安定な状態でいるところに続いて仮名 1 文字を提示されても、両者が同一の音韻を表しているかどうかの判断は容易ではありません。そ

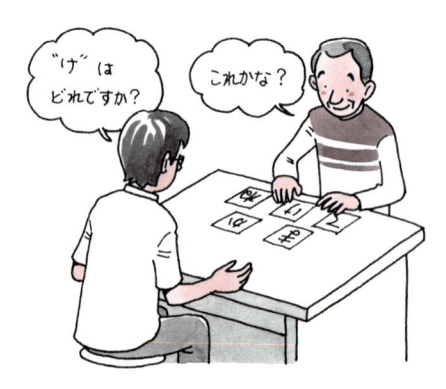

図 75　音韻照合訓練 1

れに対して、最初に仮名1文字が提示されると、音韻表象が立ち上がります。その状態で1モーラを音声提示されると特に同ペアの場合（例：「あ」と /a/ など）、「同じだ」という判断が促通されます。

●難易度調整

上記で説明したように、方法②から開始して方法①に移行していくことが難易度の調整になります。このレベルは音響処理の段階ではないので、音響的な類似性ということは考える必要はありません。

仮名1文字の音読が不完全なケースや上記の方法では全く正答できない重度のケースに対する訓練法の一案として、純粋な意味での「音韻照合」訓練ではないのですが、次に紹介するような語彙/意味からのトップダウンの手助けを借りて音韻照合を訓練するという方法も臨床的にはあり得るのではないでしょうか。

訓練法2　聴覚的に与えられた単語を聞き取って、それに対応する絵カードを選択してもらいます。

●訓練材料：
　①音声
　②選択肢用の絵カード

●方　法

教示：「今からある言葉を言います。該当する絵カードを指差してください。」（図76）

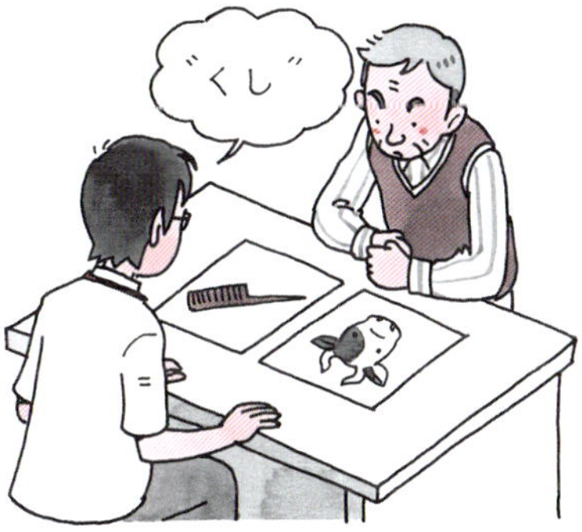

この時、選択肢としてモーラ数の等しい単語を用いるなど音韻構造を近似させる工夫をするのも一案

図76　音韻照合訓練2

です。その理由は、モーラ数や単語全体のイントネーションを手がかりにして言われた単語を推測することを排除するためです。例えば、提示された音声が「くし」で、選択肢の絵カードが「櫛」と「牛」だったとします。どちらもモーラ数およびイントネーションが同じであるので、純粋に語音の側面に注意の焦点を当てなくてはなりません。瞬時に聞き取ることが困難であっても、あらかじめ提示された選択肢の絵カードを一つひとつ呼称して音韻を立ち上げておいた状態で、与えられた音声と音韻照合するという作業を行うことができます。何の手がかりもない状況下で音声1モーラを音韻照合する場合と異なり、トップダウンの手助けを得ることができるわけです。ただし、この方法は語音聾が合併しているのケースに施行すると音響弁別の訓練になってしまいます。

●難易度調整

音声を提示する前に絵カードを提示し、あらかじめ呼称する時間が与えられると、先に音声を与えられる場合に比べ、処理が容易になります。

音韻照合というのは、小児が言語獲得の過程でさまざまな人の声で話しかけられる中で、「人によって声（すなわち音響）は異なるけど、同じ音韻なのだ」ということを脳が理解することから始まります。つまり抽象化能力です。カテゴリー化と言い換えてもよいかもしれません。ある一定の範囲で聞き取られた音声は、1つの音韻に対応するということを学ぶ過程が、脳内における音韻の形成です。

次に紹介するのは、音韻照合の基礎的な側面としての、語音のカテゴリー化の訓練のアイデアです。

訓練法3 異なる人の声で発せられた音声が同一の音韻を表すものであるかどうかを判断してもらいます。

● 訓練材料：複数の人（男性及び女性）の音声
● 方　法

教示：「今から何人かの人の音声を流します。それらは同じ言葉を表していますか？」（図77）

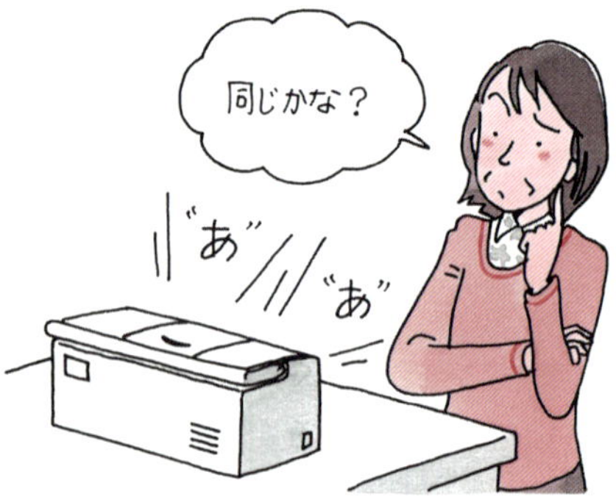

図77　音韻照合訓練3

「音韻照合」とは、聞き取った音声を頭の中の入力音韻辞書のいずれかの音韻と照合させる作業です。同じ / a / という音韻を意図して発せられた音声であっても、人が異なればその音響は同一ではありません。この課題の目的は、音響レベルの微妙な違いを超えて、「同一の音韻である」とカテゴリー化する能力の向上をねらったものです。

c）語彙照合障害に対する訓練

● 実施前提条件：音韻照合（入力音韻辞書）までの処理過程が保たれていること。

訓練法1 単語（例："りんご"、"つくえ"など）と非語（例："とあべ"、"さこり"など）をランダムな順序で提示し、語彙性を判断してもらいます。

● 訓練材料：
　①音声
　②必要に応じ、2者択一応答用の○×カード

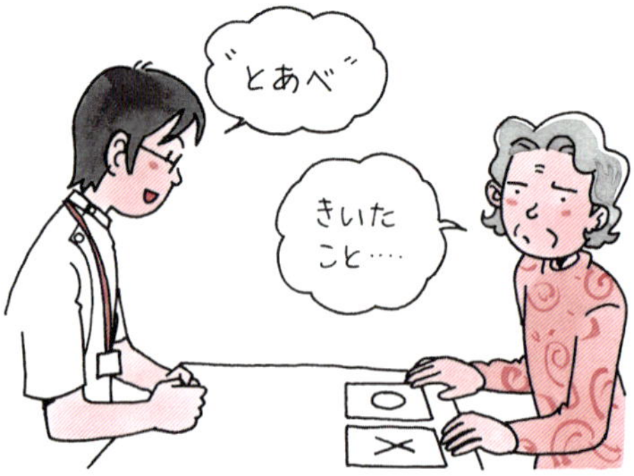

図78　語彙照合訓練1

● 方　法

教示：「今から次々と言葉をお聞かせします。その言葉が聞いたことのある単語か、そうでないかを答えてください。」（図78）

聞いたことのある言葉（単語）だと思えば、"あります"と答えるか、○のカードを指差し、聞いたことがない単語（非語）だと思えば、"ありません"と答えるか、×のカードを指差すように指示します。

● 難易度調整

語彙にかかわる処理は、単語属性のうち親密度が重要な要因となることが知られています。すなわち、親密度の高い語は、容易にかつ瞬時に単語であると判断することが可能ですが、親密度の低い語は、判断にかかる時間も長くなります。したがって、語彙判断訓練の難易度調整には単語の親密度を操作するとよいでしょう。

また、非語の性質も語彙判断の難易度に影響を及ぼします。音韻をランダムに配列して

作成された非語は、"聞いたことのない単語だ"と判断を下すことが容易ですが、実在語の一部を置き換えたり入れ替えたりして作られた非語の場合には、聞いたことがあるようにも感じられ、非語であると判断するのが困難であったり、判断に時間を要したりする場合があります。したがって、どのような非語を用いるか、ということも難易度に関係してくるわけです。

訓練法2 仮名で書かれた句読点のない文を提示し、単語として区切ることのできる箇所に印をつけてもらいます。

- 実施前提条件：仮名1文字の音読が良好か、少なくとも軽度の障害にとどまっていること。
- 訓練材料：仮名文字で書かれた文章カード（句読点なし）

 （例：むかしむかしあるところにおじいさんとおばあさんがすんでいました）

- 方　法（付録p124〜125）

教示：「カードに書かれている仮名文字の文を読んで、単語として区切ることのできる箇所に印をつけてください。」（図79）

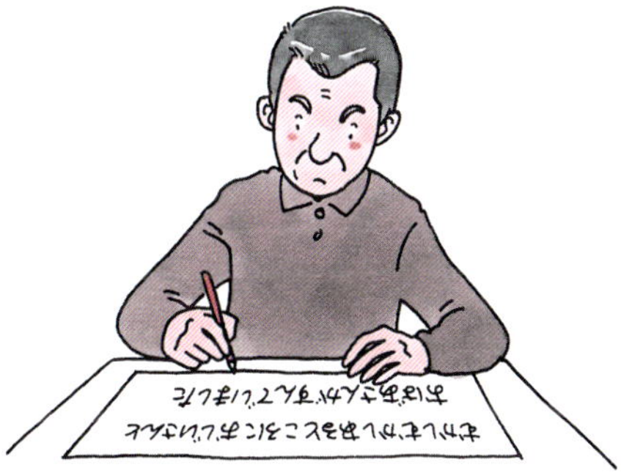

ここでは仮名文字を活用しています。仮名文字は元来音韻を表すために考案された文字であり、漢字のように語彙を表す働きはありません（ただし、日本語には1モーラ語が多いため、結果として仮名1文字が語彙を現す場合もあるのですが、ここではそのことには立ち入らないことにします）。ここでは音声の代わりとして仮名文字を用いています。聴覚的に提示された音声は、その性質上、一瞬にして消えてしまいますが、仮名文字は消えることがないので、語彙処理に時間のかかる失語症者でもゆっくり取り組むことができます。また、自分が1度行った課題を見直すこともでき、どこで間違ったのかを確認することも可能です。要するに自習用課題として適しているわけです。

図79　語彙照合訓練2

- 難易度調整

先ほど仮名文字を音声の代わりとして用いると述べましたが、実際は仮名文字＝音声ではありません。仮名が表音文字であるといっても、私たちが仮名単語を理解する際、必ずしもすべて音韻変換してから語彙照合を行うとは限らないからです。常に仮名で書かれている単語や仮名で書かれることの多い単語は、音韻変換されずに文字列から直接語彙照合されてしまう可能性が高くなります。

私たちの言語生活の中で、ある単語が漢字・ひら仮名・カタ仮名いずれかの文字で書かれる頻度の高さのことを、**表記妥当性**と言います。たとえば、「インターネット」「アルバイト」などは表記妥当性が高く、一方、「いんたーねっと」「あるばいと」などは表記妥当性が低いと言えます。

この課題の難易度の調整には表記妥当性を考えます。表記妥当性が高くなればなるほど音韻処理経路への依存度が低くなり、音韻経由での語彙処理課題としての難易度は低くな

ります。一方、表記妥当性を低くすれば難易度は高くなります。

訓練法3　仮名文字列の中から単語のまとまりを発見してもらいます。
- 実施前提条件：仮名1文字の音読が良好であること
- 訓練材料：2つの単語が続けて書かれている仮名文字カード
（例：「あめうどん」、「はさみかさ」など）
- 方　法（付録p126）

教示：「カードに書かれてる仮名文字の中から単語を見つけましょう」（図80）

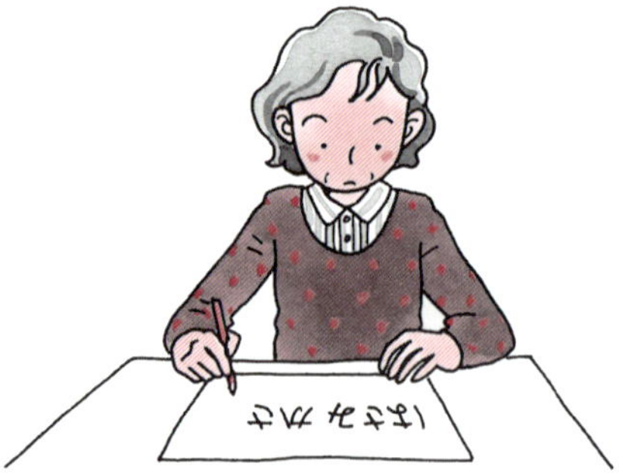

訓練法4　平板なイントネーションで、"あ・め・う・ど・ん"、"は・さ・み・か・さ"などと音声提示し、その中に含まれている単語を同定してもらいます（図81）。
- 実施前提条件：語音弁別・音韻照合が良好であること
- 訓練材料：音声
- 方　法

図80　語彙照合訓練3

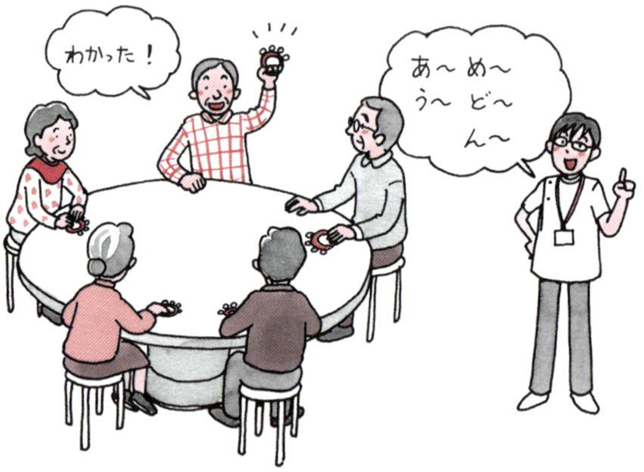

図81　語彙照合訓練4

教示：「これからお聞かせする言葉の中にいくつの単語が入っているか、また、何という単語が入っているか答えてください」

聞き取った話し言葉を、適切に区切るためには、語彙照合の能力が要求されます。平板なイントネーションで単語を区切らずに提示するのは、語彙の切り出しの手がかりを消すためです。

ちょっと奇抜なアイデアですが、ゲーム感覚で行ってみると、結構楽しいかもしれません。グループワークなどで試してみてはいかがでしょう。

d）意味照合（意味記憶の活性化）の障害に対する訓練

- 実施前提条件：語彙照合（入力語彙辞書）までの言語入力処理が可能であること

訓練法　まず、選択肢の絵カードを数枚提示します。次にセラピストが、その中のいずれかの単語を言って聞かせ、それに対応する絵カードを選択してもらいます。提示する単語を音声でなく、仮名単語に代えても同様なねらいを持った訓練となります（図82）。
- 訓練材料：

①音声（または仮名単語カード）

②選択肢用絵カード（または選択肢用漢字単語カード）

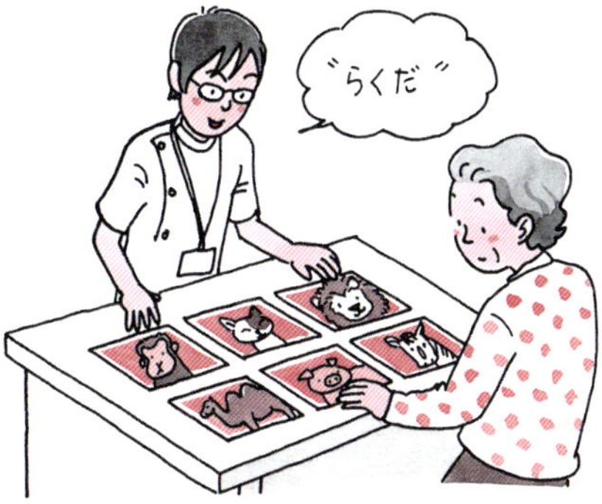

● 方　法

教示：「今から、ある単語を言います。該当する絵を指差してください。」

この課題は、失語症の言語訓練において、古くから行われている最も一般的な課題の1つである聴覚的ポインティングと言われるものです。方法自体何ら目新しいものではありません。しかし、語音弁別→音韻照合（入力音韻辞書）→語彙照合（入力語彙辞書）に至る処理過程が保たれていることが確認されているケースに対して施行すると、この課題は純粋に意味照合の訓練となるわけです。

また、絵の代わりに漢字単語を用いても、ほぼ同様な訓練をねらうことができます。絵と異なり、漢字は抽象的な語彙を表現することも可能なので、訓練の幅が広がります。漢字の特性を上手に利用しましょう。

図82　意味照合訓練

● 難易度の調整

この課題において、難易度に影響を与える要因として、①単語属性の1つである心像性、②選択肢に含まれる単語どうしの意味的距離、③選択肢の数、などが考えられます。

まず、①の心像性について説明します。心像性とは、単語のイメージのしやすさのことですが、必ずしも視覚的なイメージ（言い換えると、絵に描きやすいかどうかということ）ばかりを意味しません。その単語を耳にしたときに、脳内でありありとしたイメージが膨らむか否かといった、ちょっと曖昧な心理尺度です。単語の具体性ということとも若干異なります。確かに、「りんご」とか「犬」などの具体名詞は心像性も高いことは多くの人の認めるところでしょう。しかし、例えば「就職」「結婚」などという名詞は、抽象名詞ですが、心像性は決して低くはありません（イメージが湧きやすい単語といえます）。また、逆に具体名詞であっても心像性が低い場合もあります。

用いる単語の心像性を低いものにすればこの課題の難易度は上がるというわけです。

次に、②の単語どうしの意味的距離について説明します。言語学の1領域である意味論では、単語の意味構造について詳細に記述する作業を行います。例えば、「りんご」という名詞は、「生物」「植物」「果物」「ジュースになる」などのいくつかの意味構成要素から成り立っていると考えます。そして、ある単語どうしを比較して、共通の意味構成要素を含んでいるかどうか、含んでいるとすればいくつ共通か、という観点から、その単語どうしの意味的距離を判定します。共有する意味構成要素が多ければ多いほど、単語間の意味的距離は近いということになります。また、意味構成要素を共有する単語のグループを、「カテゴリー」と呼ぶこともあります。「果物」「乗り物」「家具」などがそれです。何万何十万という日本語の単語は、いったいどのようなカテゴリーで整理されているのでしょうか？実はそれは分類する言語学者の考え方によって若干異なっていて見解は1つだけではありません。しかし、大枠においては共通しています。その国の言語が有する語彙を意味

構成要素という観点から整理したものを「シソーラス（分類語彙表）」と言います。

この課題において、正解を含む選択肢の単語が同一カテゴリーに属する単語ばかりであると、より細かな意味照合が必要となるため、難易度は上がります。逆に選択肢の単語が異なるカテゴリーに属する単語ばかりであると容易になります。

最後に、③の選択肢の数という観点ですが、当然、選択肢が多くなれば課題の難易度は上がり、少なければ容易になります。

e）構文理解障害に対する訓練

●実施前提条件：
①単語の理解障害が少なくとも軽度の水準に留まっていること
②仮名1文字の音読が保たれていること

訓練法1　日本語として正しい文（例 "りんごをたべる" など）と、日本語として誤っている文（例 "りんごでたべる"、"をたべるりんご" など）を音声または文字で提示し、各文の正誤判断をしてもらいます。

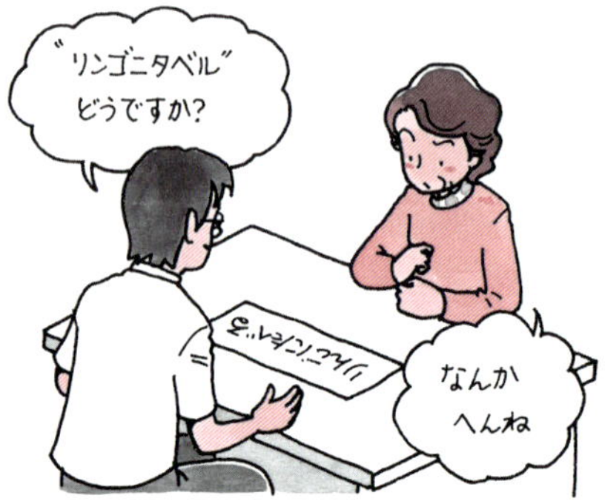

図83　構文理解訓練1（パーシング）

●訓練材料：
①音声（または文字カード）

●方　法（付録p127）
教示：「今からお聞かせする（お見せする）文章が、日本語として正しいか正しくないか答えてください。」（図83）

訓練もこのレベルになると、必ずしも聴覚モダリティーにこだわる必要はありません。音声の代わりに、正しい文と非文が書かれた文字カードを用いて、視覚モダリティーで訓練を施行しても構いません。その際、文字表記については通常の漢字・仮名混じり文で構いません。

この課題では、与えられた文の統語構造の正誤判断の訓練をねらっています。文字カードを用いた訓練では、音声刺激のみで判断することに加え、基礎的な文構造を視覚的にも確認できるというメリットがあります。

●難易度調整
提示する文の構造の複雑さが、そのまま課題の難易度に反映します。①文節（項）の数、②態（能動態／受動態）、③単文／複文、④補文の有無、などがこの課題の難易度に影響を与える要因となります。

訓練法2　あらかじめ、正解を含む動作絵カードを4枚程度机上に並べ、見えない状態にしておきます。

●訓練材料：
①文字カード（例：「女の子が男の子を殴っている」、「男の子が女の子を殴っている」など）

②選択肢用動作絵（例：女の子が男の子を殴っている絵、男の子が女の子を殴っている絵など）

● **訓練方法**（付録p128）

教示：「今からお見せする文が表している絵を指差してください。」（図84）

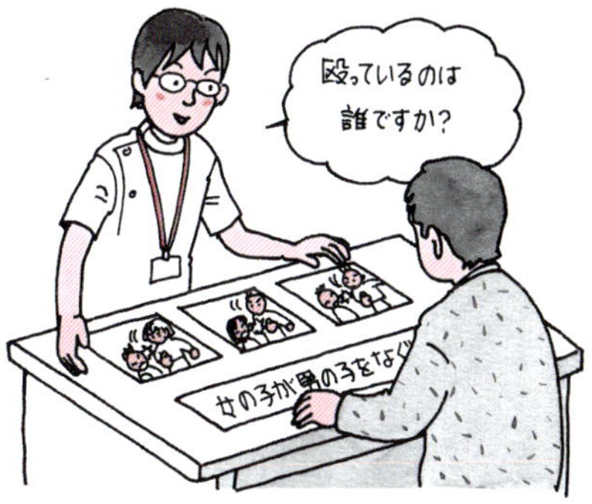

文字カードと共に音声も提示し、その後、選択肢用の動作絵カードを提示します。次に、その音声及び文字カードに示された文の意味に対応する動作絵カードを選択してもらいます。その際、正誤にかかわらず、「殴っているのは誰ですか？」と尋ね、動作主の意味役割を担う名詞を文字カードの文から該当箇所をポインティングさせたり、色のついたペンでアンダーラインを引いてもらったりします（例："女の子が男の子を殴る"であれば女の子の箇所）。

図84　構文理解訓練2（マッピング）

この課題の目的は、「項の意味役割の理解」のトレーニングです。動詞が核となって作られる項（名詞＋格助詞）の構造を理解し、それぞれの項が担う意味役割（「動作主」、「被動作主」、「場所」、「手段」など）を意識させます。

項を意味役割と対応させることをマッピングと呼ぶことはすでに述べました。マッピングの訓練には、上記のような方法のほかに、「聞いたとおりに物品を操作する」という方法があります。例えば、人形や日用品をいくつか用意しておいて、"私の言った通りに、物品を動かしてください。「猫がねずみを追いかけている」などと指示し、聞き取った文の通りに人形を動かしてもらいます。倒置文にしたり、受身文にしたりすることで、難易度調整もできます。小児の言語発達訓練の領域でもよく使われている手法です。

● **難易度調整**

項の意味役割の理解とは、舞台に出揃った役者1人ひとりの配役を理解することに相当します。役者の存在が認識できても、どちらが刑事でどちらが犯人なのか、などの配役が理解できなければ、その芝居のストーリーを理解することはできません。この課題でも同様のことが言えます。文に含まれる個々の単語の意味（語義）が理解できていても、文章の中で担う役割（配役）が理解できなければ文の理解に至ることはできないからです。

この課題で、難易度を左右する要因は、①単語の意味だけの理解でも項の意味役割が推測できる文であるか否か、②可逆文が作れる文であるか否か、③能動態か受動態か、④補文を含むか否か、などです。

以下復習になりますが、単語の意味だけの理解から項の意味役割が推測できる文とはどういう文なのかを説明します。例えば、「猫が餌を食べている」という文では、仮に構文に関する知識が失われていたとしても、「猫」「餌」「食べる」という3つの単語の語義が理解できていれば、「猫が餌を食べている」という典型的な語順でなくても、「餌を猫が食べている」という非典型的な語順であっても、語順に惑わされることなく、全体としての文がどのような意味を表しているのか、見当が付きます。このような文の意味は単語の知

識だけでもおおまかに理解することが可能です。

　次に、可逆文が作れる文であるか否か、ということについて説明します。先ほどの、「猫が餌を食べている」というタイプの文では、「餌が猫を食べている」という逆の文はあり得ません。このように、関係を逆転することのできない文のことを「非可逆文」といいます。それに対して、「女の子が男の子を追いかけている」という文では、関係を逆にして「男の子が女の子を追いかけている」という文を作ることも可能です。このような文は「可逆文」と呼ばれます。可逆文は、単語の意味が理解できているだけでは正しく理解することはできません。助詞が表示する意味役割が理解できていなくてはならないわけです。

　構文については、p46～51も参照してください。

2 表出系―発話を中心に―

a) 語彙選択（出力語彙辞書）の障害に対する訓練

● 実施前提条件：漢字の読解および音読がある程度保たれていること。

訓練法　まず絵カード（例：時計）を提示します。絵を見てすぐに呼称できればその単語についてはそれで終了です。呼称ができない場合には、第二段階として漢字で書くことを試みてもらいます。それも難しい場合には、第三段階として正解を含むいくつかの漢字カード（例：計・算・数・時など）を提示し、目標語を構成する文字を選択し、並べてもらいます。

● 訓練材料：（付録p129）
　①絵カード
　②漢字カード

● 方　法

　教示：「今から絵をお見せします。できれば、その絵の名称を言って下さい。もし、すぐに名称が思い浮かばない場合には、漢字で書くとどうなるか、考えてみてください。もし、漢字も思い浮かばない場合には、下の選択肢の中から漢字を1文字ずつ選んで見ましょう。うまく選ぶことができたら、その文字を書き写し、できれば音読してみましょう。」（図85）

　最後の漢字の選択というアイデアは少々奇抜ですが、漢字が「表語文字」であることに着目して、絵を見て漢字を選んでいく作業は、語彙の検索につながるのではないかと考えました。

　この課題の最終ゴールは、「絵をみて呼称する」

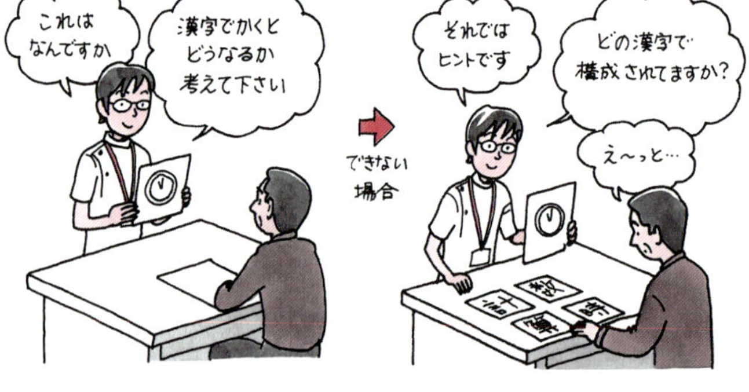

図85　語彙選択訓練

という、encoding処理です。呼称できない場合に、すぐに語頭音を与えたり、正答を復唱させたりするのではなく、徐々にヒントを増やしていくという点に工夫があります。この章の冒頭でも述べましたが、失語症では多くの場合語彙選択（出力語彙辞書）が可能であっても、その次の音韻選択（出力音韻辞書）が障害されます。一方、出力語彙辞書から音韻を経ずに漢字選択（出力文字辞書）に向かうルートは、比較的障害を免れやすく、「言えないけど、漢字が（少し）書ける」というケースにしばしば遭遇します。このため、呼称できない時には音韻的なヒントを出し急がず、漢字の表出が可能かどうかを見ることが重要です。なお、表記妥当性の高い仮名単語も、ここでは漢字と同等とみなします。漢字の想起も難しいといった場合でも、すぐに諦めるのではなく、選択肢の中から選択し、配列することができるかどうかを見ることは、さらに丁寧な障害メカニズムの推定につながります。

　自力での漢字書字または選択ができるようになったら、次にその漢字の音読を試みます。そこで音読に成功すれば、「絵を見る→漢字を思い起こす→それを音読する」というステップを経て、結果的に呼称できたことになるわけです。この一見遠回りのようなバイパスルートを形成することこそが、保たれたモダリティーを利用して障害された情報処理過程を代償する、機能再編成という方法で、まさに認知神経心理学的アプローチと言うべき訓練法です。

　また、漢字の音読がうまくいかない場合には、音声の手がかりを与える前に、仮名を振って見せ、音読が促進されるかどうかをみるとよいでしょう。漢字の音読が困難な場合でも、表音文字である仮名が振られることで、音読が可能になる場合はめずらしくありません。

　この課題では、語頭音を与えたり、正答を復唱させるなど、音声による直接的ヒントは最後の手段として取っておくことに意味があります。自力で語彙選択（出力語彙辞書）から音韻選択（出力音韻辞書）に至る流れを再構築させることをねらっているわけです。

● **難易度調整**

　理解編のところでも述べたように、語彙処理にかかわる要因は、単語属性の中の親密度です。その人にとって親密度の高い語は、語彙辞書の中で取り出されやすい位置にある可能性が考えられます。逆に親密度の低い語は、語彙辞書の奥深いところに眠っているのかもしれません。

　ただし、ここで注意しなくてはならないことは、親密度は職業や生活習慣など個人による差がかなり大きいということです。データベースに基づく親密度が必ずしも個々のケースにとっての「馴染み深さ」を反映しているとは限らないと考えておいたほうが無難だと思います。

b）音韻選択（出力音韻辞書）の障害に対する訓練

● 実施前提条件：
① 語彙の選択が可能であること（呼称検査場面で、目標語に含まれる音韻が断片的に表出されたり、音韻性錯語が表出されることなどから推定する）
② 仮名1文字の音読がある程度保たれていること。

訓練法　まず絵を提示します。その後、絵の名称（音韻）に対応する仮名文字チップを、ダミーを含む選択肢の中から選択してもらいます。この課題は、絵を用いる代わりに漢字単語を用いてもほぼ同様な効果をねらうことが可能です。その場合は、漢字単語への仮名振り課題になります。

- 訓練材料：付録 p130
    ①絵カード＋選択用仮名文字チップ（特殊モーラを含むすべて）、または
    ②漢字単語カード＋選択用仮名文字チップ（特殊モーラを含むすべて）
- 方　法

教示：「今から絵をお見せします。その絵の名称に用いると思われる仮名文字を選択肢の中から選んで下さい」（図86）

ここでの目的は音韻の選択なので、厳密には配列までは要求しません。しかし、実際にはc）で述べる音韻配列の訓練との一連の流れの中で行うことが自然でしょう。この訓練では、意味（絵）に対応する語彙を構成する仮名文字を選択するという作業を通して音韻選択の訓練（出力音韻辞書の活性化）をねらっているわけです。

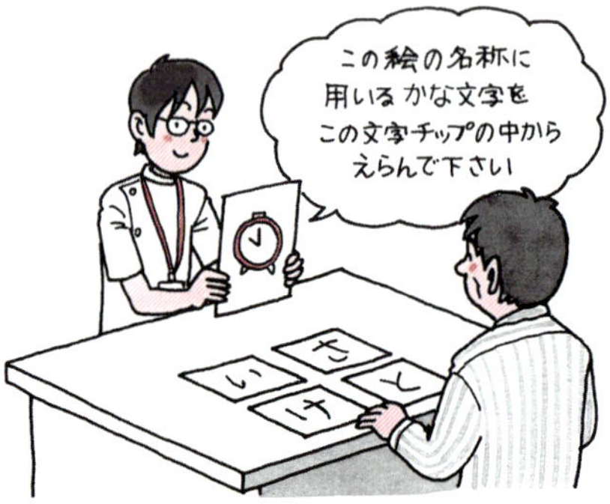

図86　音韻選択訓練

- 難易度調整

音韻選択（出力音韻辞書）の処理の段階で重要になってくるのは、モーラ数です。モーラ数の多い語彙ほど音韻選択は困難になります。1モーラ語から訓練を開始し、2モーラ語、3モーラ語と、徐々にモーラ数を増加させていくことが難易度調整になります。

c）音韻配列（音韻出力バッファー）の障害に対する訓練

- 実施前提条件：
    ①語彙選択が可能であること。
    ②音韻選択がほぼ可能であること。
    ③仮名音読が可能であること。

訓練法　前項で訓練法を述べた音韻選択（出力音韻辞書）の次の、音韻配列（音韻出力バッファー）の処理過程に焦点を当てた訓練法です。提示刺激として絵の代わりに漢字単語を用いてもかまいません。あるいは音声を用いることもできます。

- 訓練材料：（付録p131）
    ①絵カード＋該当単語を構成する音韻に対応した仮名文字のチップ、または
    ②漢字単語カード＋該当単語を構成する音韻に対応した仮名文字のチップ、または
    ③音声＋該当単語を構成する音韻に対応した仮名文字のチップ
- 方　法

教示：「今から絵をお見せします。絵の下には、絵の名称を構成する仮名文字のチップが順不同に置かれています。正しい順番に並べ直してください。」（図87）

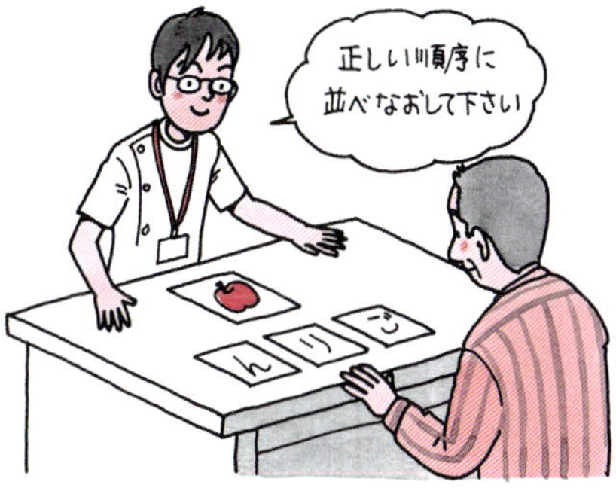

絵カードの代わりに、漢字単語や音声を提示する方法でもかまいません。音声提示の場合には、刺激として非語を用いることもできます。ここで、非語を用いることの意味について考えてみましょう。単語はすでに決められた配列を持っているため、出力語彙辞書にアクセスした時点でその配列が指定されます。指定された通りに音韻を配列できるかどうかが、カギとなる訳です。途中で配列を把持し続けることが怪しくなっても、再度出力語彙辞書にアクセスする

図87　音韻配列訓練

ことで、音韻配列の情報を取り出すことが可能です。一方非語の場合には、あらかじめ脳内に登録されている音韻配列ではないため、文字チップの配列が終わるまで聞き取った音韻を頭の中でしっかりと把持し続けなくてはなりません。このため、作業記憶（音韻ループ）への負荷が非常に大きくなります。つまり、音声を用いた訓練の中でも特に非語を用いた場合には、言語性短期記憶の訓練にもなります。

また、先にも述べたように、この課題は前項の音韻選択訓練と連続して行うことが望ましく、かつ自然です。

● 難易度調整

音韻選択訓練同様、モーラ数が難易度に影響します。それから、解答方法を文字チップの操作にせず自力での書字あるいは復唱にすることで、難易度が上がります。改善してきたらそのようにステップアップしていきましょう。

d）構音運動プログラムの障害（アナルトリー）に対する訓練

● 実施前提条件：内言語障害が重度ではないこと

訓練法1（構音動作の模倣）　まずセラピストが単語を、口や舌の動きを少し大げさに示しながら、その人に合った適切なスピードで構音し、それに合わせて斉唱してもらいます。次に、セラピストは声を出さず、構音器官の動作だけを提示するのを見ながら構音してもらいます。最後に"ではお一人でどうぞ"と、手がかりなしでの構音を促します。

● 訓練材料：
　①単語リスト（構音動作が外から見える音を含む単語）
　②模範となる構音動作（VTRでも可）

● 方　法

教示：「（単語リストを提示しながら）私の口元を見ながら発音してみましょう」

アナルトリーでは、口唇・舌・歯など、構音点・構音様式を準備する動作が拙劣になることに加え、適切なタイミングで発声動作を開始することにも問題が生じます。

ここでは、まず、①発声のタイミングを含めた構音動作の全体を提示、②発声を除く構音動作のみを提示し、発声のタイミングは自らが計算する、③最終的にすべての構音動作を自ら行う、という「手がかり漸減法」によって、段階的に自立した構音の獲得を目指し

ていきます。

　視覚モダリティーを用いて正しい構音動作を促通する手法には、上で述べた構音動作の視覚提示の他に、構音器官の矢状断面図を書いて、正しい舌の位置や動きを図解する方法も効果的です。このような時のためにも、私たちSTは、いつでも喉頭から口唇までの発声発語器官の絵が描けるようにしておきたいものです。

　また、文章の音読を用いて構音訓練する際、口唇音を表す文字（マ行やパ行など）の下に唇のマーク、弾き音を表す文字（ラ行）の下には、舌が挙上していることを表す簡単な記号、というように、文字の下に構音動作のヒントになるようなちょっとした絵を添えることも、構音を改善させることに一役を担います。覚えておいて損のない臨床上の工夫と言えましょう。

訓練法2（構音点への触覚刺激）　カ行、ガ行など、構音点が口腔器官の奥にあり、セラピストの動作を視覚的に提示することが困難な音の構音動作の促通を目的として、舌が接触するべき位置を綿棒や舌圧子などで軽く刺激します。

- 訓練材料：
    ①単語リスト（構音動作が外から見えにくい音を含む単語）
    ②綿棒、舌圧子など
- 方　法
　この方法では、最初は実際に直接口腔器官に触れることを行いますが、慣れてくると、"ほらここですよ、ここを意識して"というように、セラピストが自分の喉のあたりなど、その音の構音のポイントとなる部位を指で示して見せるだけで構音が改善するようになります。

> ▲**口部顔面動作の訓練**　アナルトリーを呈するほとんどのケースにおいて、発話以外の目的で随意的に口部顔面を動かすことが困難になることが知られており、口腔顔面失行・口部顔面失行などの用語が用いられます。ただし、一方が他方の原因になっているのかどうか、両者の関係についてはまだよく分かっていません。アナルトリーの訓練では、①構音動作の視覚提示、②構音器官への触覚刺激が基本となりますが、ちょっと発想の変わった訓練方法に、口部顔面動作の訓練があります。重度のアナルトリーを呈したケースに対して、一定期間、合併症状である口部顔面動作障害に対する訓練だけを行ったところ、その間構音の訓練は中止していたにもかかわらず、構音にも改善がみられたという報告があります（越部ら、1991）[1]。
> 　このようなことも、知っておくと訓練法を考える際の参考になるのではないでしょうか。

e）構文産生障害に対する訓練

- 実施前提条件：単語の喚語が良好であること

訓練法1　動作絵を提示し、その絵の中で、言及したいと思う重要な要素に丸印をつけてもらいます。それが困難なケースでは、こちらで用意した意味成分を表す絵を渡して、動作絵を説明する文章の設計図にふさわしいと思う順番に並べ替えてもらいます。

- 訓練目的：「意味」の分節（統語構造設計の前段階）
- 訓練材料：
    ①動作絵（例：男の子が犬に追いかけられている絵など）

②動作絵に含まれる、主たる意味成分を表す絵

　（例：男の子の絵・犬の絵・追いかけていることを示す矢印の絵など）

● 方　法

教示：「今からお見せする絵の中の、重要だと思う部分に丸印をつけてください。その後、言葉に直そうと思う順番に、それらの部分に番号を付けてみてください。」（図88）

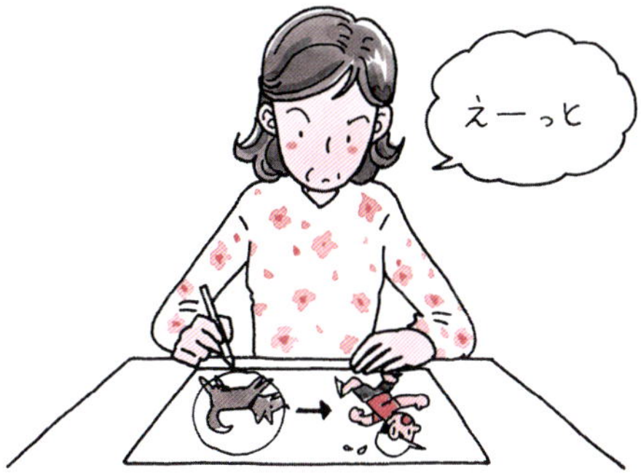

図88　構文産生訓練1

動作絵に限らず、ある「状況」を文章で表現するという作業の中には、「目の前の事象をどのように理解するか」という、狭義の言語情報処理の枠を超えた認知処理が必要になります。それは、状況を見る人の認知的態度が深くかかわっています。例えば、「太郎君という男の子が花子ちゃんという女の子を叩いている」という場面があったとします。その状況を太郎君のお母さんが見たとすると、"うちの太郎がお隣の花子ちゃんを叩いているわ。やめなさい！"というような「能動態」の文が口をついて出ることでしょう。一方、同じ状況を花子ちゃんのお母さんが見たとすると、"花子が太郎君に叩かれているわ。なんて乱暴な男の子なのかしら"というような「受動態」の文になるのではないでしょうか。このように、単語の呼称とは異なり、状況を文章にするという作業には、その場に居合わせた人の「認知的態度」とも言うべきものが深く関与してきます。

この課題で、動作絵の中で重要と思う要素に丸を付けるなどして、「状況」をいくつかの要素（意味素）に分節してもらう目的は、状況の整理の訓練です。

そして、次に各要素の絵カードを並べ替える目的は、統語構造の前段階としての、言語表現の大まかな枠組みを設計する能力を訓練することです。

● 難易度調整

当然、動作絵に含まれる意味素の数が多くなれば難易度が高くなります。

訓練法2

● 訓練目的：

文の基本構造をヒントに語彙を選択し、意味役割にふさわしい格助詞を名詞に付与すること。

● 訓練材料：

①動作絵（例：女の子がお箸でご飯を食べている絵など）

　あらかじめ、重要な意味素がマーキングされており、文章に表す順に番号が振ってあります。さらに、絵の下に、左から順に、①人を表すシンボル（例えば「♀」など）、②物品を表すシンボル（1）（例えば「□」など）、③物品を表すシンボル（2）（「△」）、④動作を表すシンボル（例えば「→」など）が書かれています（すなわち、「♀□△→」）。このシンボルの配列は、最終的に産生されるべき文章「女の子がお箸でご飯を食べている」の構造を示唆しています。

②動作主、被動作主語、動作の記載してある文字カード（10枚程度）
（例：「女の子」「ご飯」「箸」「食べる」など）

● 方　法

①まず動作絵を提示します。そして、絵の下に置かれたシンボルの上に、該当する文字カードを並べてもらいます（例：①の「♀」に対して「女の子」、②の「□」に対して「お箸」、③の「△」に対して「ご飯」、④の「○→」に対して「食べる」）。その後、並べられた文字カードを参考に、適切な助詞などを付けて文を完成させ、発話してもらいます。

このように段階的な手順を踏んで、徐々に自発的な文産生能力の向上を図ります（図89）。

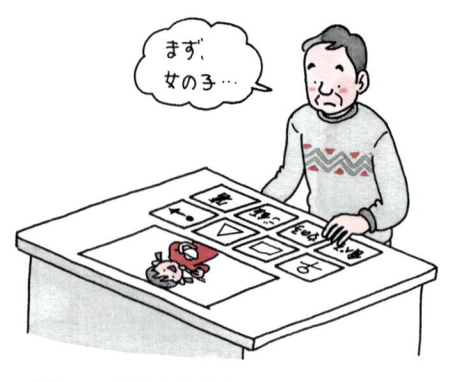

図89　構文産生訓練2

<文献>

1) 越部裕子, 宇野　彰, 紺野加奈江, ほか：純粋語唖例における非構音時の高次口腔顔面動作と構音の関係について；口腔顔面動作訓練と構音訓練. 失語症研究 11：262-270, 1991

チェックシート
―訓練プラン―

理解系の訓練 （参照ページ　p79〜88）

☐音響分析障害（語音聾）に対する訓練プランについて述べなさい。
☐音韻照合障害に対する訓練プランについて述べなさい。
☐語彙照合障害に対する訓練プランについて述べなさい。
☐意味照合（意味記憶の活性化）の障害に対する訓練プランについて述べなさい。
☐構文理解障害に対する訓練プランについて述べなさい。

表出系の訓練 （参照ページ　p88〜94）

☐語彙選択（出力語彙辞書）の障害に対する訓練プランについて述べなさい。
☐音韻選択（出力音韻辞書）の障害に対する訓練プランについて述べなさい。
☐音韻配列（音韻出力バッファー）の障害に対する訓練プランについて述べなさい。
☐構音運動プログラムの障害（アナルトリー）に対する訓練プランについて述べなさい。
☐構文産生障害に対する訓練プランについて述べなさい。

IV章 症例編

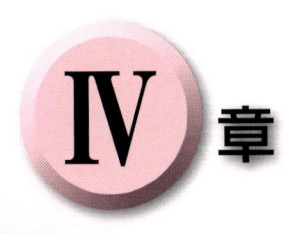

　症例編では、これまでに学んだ失語症の評価と治療に関する知識およびアイデアを、実際の臨床記録を通覧しながら確認していくことにしましょう。

　その前に、少しだけ、基礎編・検査編・訓練編で学んだ内容を振り返ってみたいと思います。基礎編・検査編では、①まず、言語情報処理過程は、大きく理解（decoding）と表出（encoding）の2つに分類できることを学びました。これらは逆方向の記号処理でした。②そして、理解の処理は入力刺激が音声である場合と文字である場合でさらに2つに分けることが可能であり、③表出の処理も出力手段が音声（発話）である場合と文字（書字）である場合でさらに2つに分けることが可能であることを学びました。④さらに、復唱・音読・書取は、理解（decoding）と表出（encoding）の双方が関わることを学びました。

　そして、訓練編では、基礎編・検査編で整理した1つひとつの言語情報処理過程の障害に対するアプローチの方法・アイデアを紹介しました。

　しかし、実際の臨床現場では、障害が特定の言語情報処理過程だけに限局されている、いわゆる「純粋例」に遭遇することは稀です。ほとんどのケースでは、さまざまな障害が混在しているはずです。「純粋例」に関する講義を聴いて下さった方から、「せっかく勉強した訓練法を、さっそく職場にもどって実践してみようと思ったのだけど、どこから手を付ければよいのかわからなかった」という感想を頂戴することも珍しくありません。

　以下、ご紹介するのは筆者らの言語訓練の実例です。主に言語表出に焦点を絞った訓練を実施した症例を5例提示します。ただし症例は、決して「純粋例」ではありません。表出面に焦点を絞りながらも、並行して理解面に対してもアプローチする、というスタンスをとっています。純粋例でなくても、中核となる症状を見極め、焦点を絞った訓練ができるようになることが、本書の目的の1つです。是非とも参考になさってみてください。

　なお、以下に紹介する訓練のアイデアの中には、必ずしも一般的とは言えない方法も含まれていますが、読者の皆さんが今後自由な発想で訓練方法を考案していく際のヒントとなれば、との思いからあえて公開することにしました。

　純粋例に対する比較的オーソドックスな訓練のアイデアについては、他書（小嶋 2005 など）をご参照下さい[1]。

症例1：語彙選択障害に焦点を当てたアプローチ（1）

1. 症例：男性、右利き、発症時53歳。
2. 病名：脳梗塞。
3. 神経放射線学的所見：頭部CTにて左ブローカ領野を中心に低吸収域認めた（図90）。

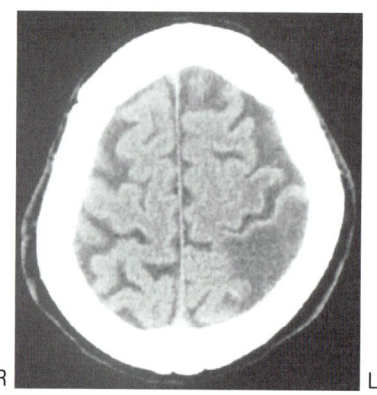

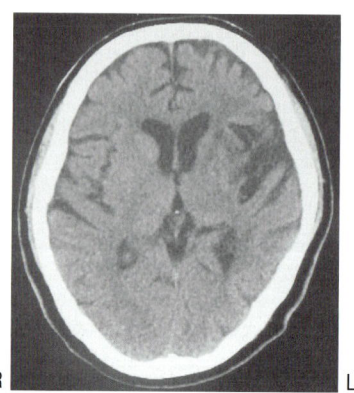

図90　症例1の頭部CT画像（発症後3カ月時）

4. 神経学的所見：右片麻痺。
5. 神経心理学的所見

    一般精神機能：良好。レーブン色彩マトリシス30点。

    視覚認知面：特記すべき所見なし

    行為面：口腔顔面失行を認めた。

    言語面：失語症を認めた（詳細は次項）。

6. 失語症状

    理解面：

    　聴覚的理解は、日常会話では短文レベルまで保たれている印象であったが、検査上は、短文レベルにおいても成績の低下が認められた。

    表出面：

    　発話は、日常会話、課題場面ともに喚語困難が著明であり、言葉に詰まると顔をしかめ"わからん"などの発話がみられた。しかし、挨拶ことばや、"そう"、"いや"などのあいづちは表出可能であり、まれにそのほかの意味のある語の表出も認められた。

    　訓練開始時点（発症後8カ月）のSLTAでは、「5. 呼称」5％、「11. 漢字・単語の音読」60％、「13. 仮名・単語の音読」80％であった。読解は単語から低下を認めており、漢字単語と仮名単語で明らかな差は認めなかった（「15. 漢字・単語の理解」60％、「16. 仮名・単語の理解」70％）。書字能力は、検査上はほぼ廃絶の状態であった（図91）。

図91のSLTAプロフィールのデータ:

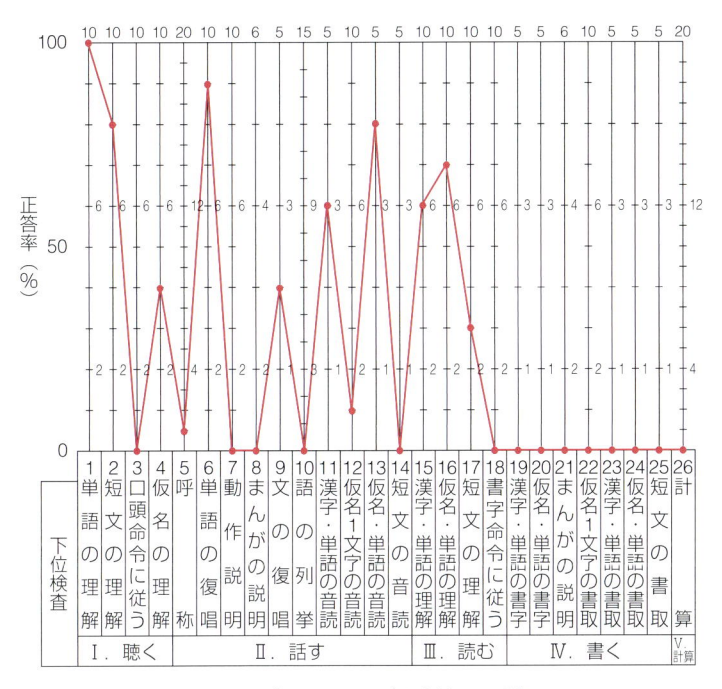

下位検査	上段	中段
1. 単語の理解	10	—
2. 短文の理解	10	6
3. 口頭命令に従う	10	6
4. 仮名の理解	10	6
5. 呼称	20	6
6. 単語の復唱	10	12
7. 動作説明	6	6
8. まんがの説明	5	4
9. 文の復唱	15	3
10. 語の列挙	10	9
11. 漢字・単語の音読	5	3
12. 仮名1文字の音読	10	6
13. 仮名・単語の音読	5	3
14. 短文の理解	10	3
15. 漢字・単語の理解	10	6
16. 仮名1文字の理解	10	6
17. 仮名・単語の理解	10	6
18. 書字命令に従う	5	—
19. 漢字・単語の書字	5	3
20. 仮名1文字の書字	6	3
21. まんがの説明	10	4
22. 仮名・単語の書取	5	3
23. 漢字・単語の書取	5	3
24. 仮名1文字の書取	5	3
25. 仮名・単語の書取	5	3
26. 短文の書取	20	12

（I. 聴く／II. 話す／III. 読む／IV. 書く／V. 計算）

図91　症例1のSLTAプロフィール（発症後8カ月）

訓練プラン立案のヒントとなったSLTAでの特徴的な反応　「5. 呼称」5%、「11. 漢字・単語音読」60%、「13. 仮名・単語の音読」80%。書字に関しては、仮名は模写可能だが、漢字は模写から困難。

障害メカニズムの分析　この患者さんが呼称で成績が低下した原因について分析していきましょう。まず、SLTAプロフィール（図91）をご覧下さい。「5. 呼称」では正答率5%という結果になっています。誤反応の内容をみてみると、無反応もしくは"わからない"と表出する場合が中心でしたが、時折音の置換を認めるという状況でした。音の置換は呼称のみならず、復唱・音読などすべての発話モダリティーにおいて観察され、背景に音韻選択または配列の障害が存在するのではないかと考えられました。加えて、音の歪みも、発話モダリティーの違いによらず、また、自発話・系列語・歌唱といった発話状況の違いによらず存在し、構音運動プログラムの障害（アナルトリー）の合併が考えられました。しかし、このような音韻の置換および音の歪みが原因となった誤反応の出現頻度は低く、本症例の呼称成績の低下の背景にある中核的障害は、語彙自体の選択の段階にあると判断しました。さらにもう1つ、本症例の語彙選択（出力語彙辞書）の障害を示唆する、下位検査の結果がありました。それは、「11. 漢字・単語の音読」です。

　ここで復習になりますが、漢字単語の音読が困難であることが、語彙選択の障害を示唆する理由について以下に述べたいと思います。まず、漢字単語の音読において重要なルートは、「文字入力→形態認知→文字照合（入力文字辞書）→語彙照合（入力語彙辞書）→意味照合（意味記憶の活性化）→語彙選択（出力語彙辞書）→音韻選択（出力音韻辞書）→音韻配列（音韻出力バッファー）→構音運動プログラム→構音運動実行」という、非音韻ルート

でした。そして、呼称は、「視覚入力（絵）→形態認知→意味照合（意味記憶の活性化）→語彙選択（出力語彙辞書）→音韻選択（出力音韻辞書）→音韻配列（音韻出力バッファー）→構音運動プログラム→構音運動実行」という流れです。

　このように、漢字単語の音読と呼称は、入力の部分は異なりますが、意味照合以降の出力部分はほぼ共通したルートを通ります。ただし、完全に共通とは言えません。検査編（p34～38）を思い出してください。漢字は基本的には語彙を表す「表語文字」ですが、同時に「読み」も持っています。言い換えると、漢字にも音韻ルートがあります。熟字訓と言われる、1文字単位での「読み」にまったく頼ることのできない読み方を持つ漢字単語（例：「七夕」「煙草」「団扇」など）の音読は、絵をみて呼称することとほぼ同等の処理と考えられますが、通常の漢字単語では、1文字の持っている「読み」が、単語の音韻情報を与えてくれます（例：「新聞」の「新（shin）」、「電話」の「電（den）」などは、単語の中ではほぼ一貫して決まった音韻情報を与えてくれます）。このため、共通性が高いと言っても、同じ単語で比較した場合、通常は呼称成績よりも漢字単語の音読成績の方が良好であることが多いわけです。

　以上を総合して大まかに言えることは（あくまでも大まかにですが）、①呼称・漢字単語音読ともに成績の低下が見られる場合、処理過程の共通部分である語彙選択の過程に障害が存在する可能性が考えられる、②さらに、漢字単語音読＞呼称、という成績差が見られる場合には、漢字の持っている音韻情報が呼称を促通していると言えるので、音韻的ヒントが有効である、ということが考えられます。

訓練の目的　　語彙選択（出力語彙辞書）の向上

訓練を実施した時期および期間　　発症後8カ月時から4カ月間

訓練方法　　訓練頻度：1回20分の個別訓練を週5回。

　ステップ1：仮名単語カードを6枚程度提示する。その後、その中の1つに該当する単語を読み上げ、単語カードの中から正しいものを指差してもらう（20施行程度実施する）。また、本症例の場合、表記妥当性・親密度ともに高い単語を選択する。

　ステップ2：ステップ1で練習した単語カードに対応する絵カードを1枚ずつ順に提示して呼称させる。呼称できない際は、ヒントとしてステップ1で使用した単語カードを再度提示して音読を促す。

　ステップ3：最後にもう一度、全ての絵カードを呼称させる（図92）。

訓練および訓練課題の解説　　ステップ1で行った単語カードのポインティングのねらいは何でしょうか？検査編でしっかり勉強した人は、「呼称の訓練なのに、なぜ単語カードのポインティングを行うのだろう？」と、疑問に思われたことと思います。疑問を持った人は認知神経心理学的な考え方をしっかりマスターしている人です。

　すでにご承知の通り、意味を語彙に変換する処理が呼称で、語彙から意味を解読する処理が理解です。つまり両者の情報処理は逆方向です。したがって、呼称を促進させることを目的として、理解の訓練をするというのは、一見すると的外れなアプローチのように思われるのですが、近年、欧米を中心に、「呼称訓練としての理解訓練」という考え方が盛んになり、その効果を報告する論文が増えてきました。**意味セラピー**と呼ばれているもの

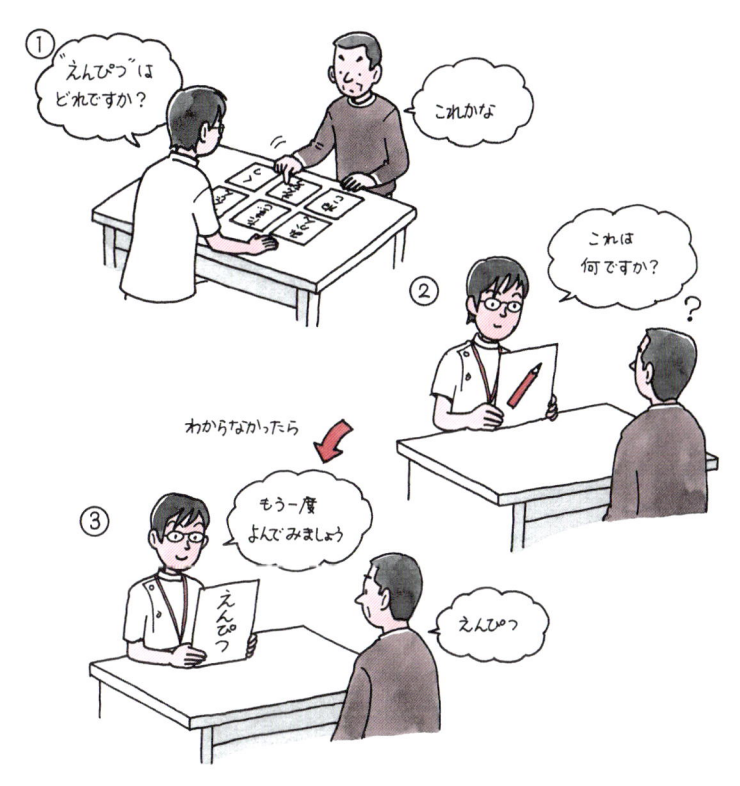

図92　症例1に対して実施した訓練

がそれです。単語の意味を深く考えることが、語彙と意味との結びつきを強化し、呼称をも改善させるという考え方です。一般に、意味セラピーでは、呼称できない単語に関して絵カードの聴覚的理解を行います。ここで用いられた方法は、一般的な意味セラピーを症状に合わせてアレンジしたアイデアです。

　また、意味セラピーと一部共通性のある考え方に、複数ある言語モダリティーの中で、比較的良好なモダリティー（例えば仮名単語の音読）と、障害の強いモダリティー（例えば呼称）がある場合、事前に良好なモダリティーで反応を行うと、その直後、障害の強いモダリティーでの反応が促通される、という考え方があり、エビデンスも蓄積されています（種村、1995年）[2]。このような訓練手法のことを**遮断除去法**（deblocking method）と言います。

　本症例において、呼称の前に仮名単語カードのポインティングをさせた方法は、遮断除去法と解釈することも可能です。事前に語彙および音韻情報を脳内に立ち上げ、呼称の促通をねらったものです。

　通常、語彙情報と音韻情報の両方を与えるには仮名単語よりも漢字単語を用いるのですが、本症例は、漢字の書字障害が強かったため、書字訓練へのつなげやすさという実践的な観点に立って、あえて仮名単語を選択しました。また、SLTAプロフィールに見るように、この症例は、仮名単語の音読と読解が比較的良好だったので、親密度の高い仮名単語の意味理解と音読はおおむね可能であることが推定されました。このような条件を前提として、1つの単語を音声で聞かせ、選択肢の中からポインティングさせるという課題を行うことで、意味と語彙・音韻の結びつきを再認識させようという狙いがあったのです。

表記妥当性、文字親密度ともに高い仮名単語を使用した理由は、非音韻的語彙経路での音読をねらったからです。
　次に、ステップ2でヒントとして単語カードを提示して音読を促した理由について解説します。
　従来、呼称のヒントには語頭音を与えるなど、直接音声で刺激する手法が知られています。しかしここでは、直接音声を与えず、音読という形で自ら語彙辞書の活性化および音韻変換を促す方法を採用しています。音声で直接ヒントを与えるのは最後の手段にしたい、というのがこの訓練での基本姿勢です。

結　　果　SLTAの再評価の結果、「5.呼称」が正答率5%から30%へ向上しました。また、同時に「13.仮名・単語の音読」が80%から100%、「16.仮名・単語の理解」が70%から100%と改善を示しました。さらに、「15.漢字・単語の理解」も60%から90%と成績の向上が認められました。

今後の課題　日常場面でも意味のある単語の表出が増加しており、今後も同様の訓練を実施していく予定です。それに加え、相手の発した発話の一部を復唱的に利用して会話をする方法（例："訓練しましょうか？"に対して"訓練しましょう"）などをコミュニケーション方略として使用できるような指導・訓練を並行して実施しています。

症例 2：語彙選択障害に焦点を当てたアプローチ（2）

1. 症例：男性、右利き、発症時 69 歳。
2. 病名：被殻出血。
3. 神経放射線学的所見：頭部 CT にて左被殻後方から頭頂葉領域に低吸収域を認めた（図 93）。

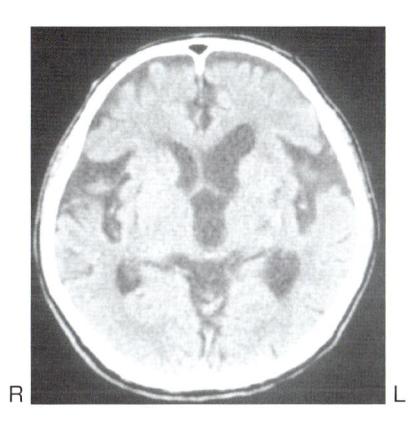

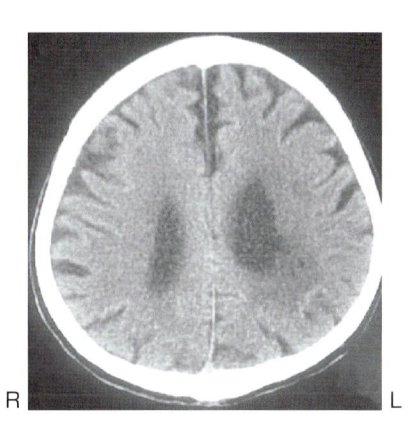

図 93　症例 2 の頭部 CT 画像（発症後 6 カ月時）

4. 神経学的所見：右片麻痺。
5. 神経心理学的所見

    一般精神機能：低下を認めた。コース立方体組み合わせテスト IQ37。

    視覚認知面：特記すべき所見なし。

    行為面：構成障害を認めた。

    言語面：失語症（詳細は次項）
6. 訓練開始時（発症後 6 カ月）の失語症状

    理解面は、助詞の理解障害の残存を認めるものの、聴覚・視覚両経路とも、日常生活上大きな支障のない程度までは改善されていた。しかし、発話面では、喚語困難が著明で、検査上、動詞の表出に比べ名詞の表出が低下している印象であり、反応遅延、語性錯語、迂言などが認められていた。また、書字では、構成障害の影響もあり、書称・書取ともに著明な低下が認められていた（「19. 漢字・単語の書字」「23. 漢字・単語の書取」ともに 20％正答、「20. 仮名・単語の書字」「24. 仮名・単語の書取」ともに 0％、「22. 仮名 1 文字の書取」10％正答）。一方、音読は単語・短文とも 100％正答であった（図 94）。

訓練プラン立案のヒントとなった SLTA での特徴的な反応

「5. 呼称」（正答率 50％）：

本："えんぴつじゃなくて…"、鳥居："おみやの…"、門松："正月のあれ"

「10. 語の列挙」（4 語）：

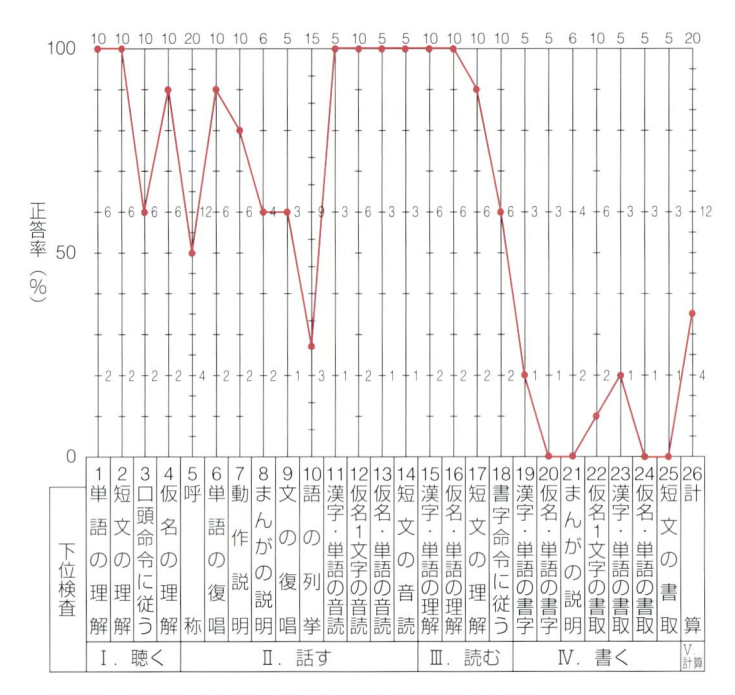

図94 症例2のSLTAプロフィール（発症後6カ月）

"イヌ、サル、リス、サイ"
「8.まんがの説明」（段階4）：
"人が歩いてきた。風が吹いてきたために、ぼうしがとびました。そのおかげで、ながれて、あれ、あれで、なんだっけ、わからん、そしてひろいました"

分　　析　この症例の「話す」の各下位検査で成績が低下した理由について考察したいと思います。まずSLTAプロフィールをみてみましょう。「5.呼称」は正答率50％でしたが、誤反応の内容に着目する必要があります。この症例の場合、音韻性錯語は全く認められておりませんでした。この事実と、復唱の成績から、音韻の入出力の処理（入力音韻辞書から出力音韻辞書に至る流れ）は良好であることが推測されました。発話の音響的特徴からは、構音運動プログラムの障害も否定することが可能でした。

一方、語性錯語や迂言が認められていることから、語彙選択（出力語彙辞書）の障害が示唆されました。語彙選択の障害が正答率に影響を及ぼす他の下位検査の成績も気になるところです。それは、「11.漢字・単語の音読」です。ただし、SLTAの漢字単語の音読に用いられている単語は、数が少なく、また読みの一貫性も統制されていないので、データとしては十分とは言えません。掘り下げ検査として、読みの一貫性を操作したSALA失語症検査の「OR36単語の音読Ⅲ－漢字（一貫性）」などを実施すると障害構造が浮き彫りになります。

訓 練 目 標　語彙選択（出力音韻辞書）の向上
訓練を実施した時期および期間　発症後6カ月時から2カ月間
訓 練 方 法（付録p132）　訓練頻度：1回40分の個別訓練を週5回。

ステップ1：
　①目標語の属性（色・味・機能など）が書かれた文字を提示（例：「赤くてすっぱい果物」）。それを音読・読解し、そこから想起される単語を自由に発話するよう促す（例：" さくらんぼ…とまと…バナナ…りんご…"）。
　②その中に、こちらがあらかじめ目標語としていた単語（この場合「りんご」）が含まれていたら、絵を提示し、呼称を促す。その際、" 赤くてすっぱいりんご" というように、①で提示された短文の音読に続けて呼称させる。（ただし①の段階で目標語が表出されなかった場合は、下記＊を実施する。）

ステップ2：文字の確認
　漢字あるいは仮名のどちらか表記妥当性が高い方で、目標語を提示し、それを数回写字させ（なぞるだけでもよい）、その後音読を促す。

ステップ3：関連語の想起
　目標語の音読後、目標語から連想される動詞の喚語を促す（例：「食べる」）。発話できない場合は動詞の語幹のみ漢字で示し再度発話を促す。

ステップ4：全ステップ終了後、再度目標語を音読し、語彙を確認する。

　＊ステップ1が困難な場合は、
　①絵を提示し、直接呼称。
　②それも困難な場合は、ヒントとしてモーラ数を提示する（例：「りんご」であれば○を3つ提示する）。
　③それも困難な場合は、" これは、みかんではなくて…" とか、" 青森の名産で…" など、音声で関連語彙を提示して、目標語の誘導を試みる（図95）。

解　説　通常、喚語能力の改善を目的とした訓練では、絵を見せて呼称させる課題を実施するのがふつうですが、今回、「赤くてすっぱい果物」を連想させるという「なぞなぞ」のような課題から誘導した理由について解説します。

　「なぞなぞ」課題は読解ですから、この部分は「喚語」ではなく「理解」の訓練になってしまいます。「赤い」とか「すっぱい」という単語の読解がまったく困難なケースでは、訓練として意味をなさなくなりますが、この症例の場合はその心配はありませんでした。ここでのねらいは、「赤い」とか「すっぱい」という、目標語に関連すると考えられる単語（以下、周辺語彙と言うことにします）を与えることで、語彙のネットワークを活性化し、間接的に目標語の喚語を促通できないか、と考えた訳です。

　次に、ステップ2で書かせたりなぞらせたりしたことの目的について解説します。この症例の場合、自ら文字を想起して書字することはまだ困難でした。そこで一旦呼称あるいは音読できた目標語を改めて漢字または仮名で提示し、写字して（あるいはなぞって）もらいました。いずれ自発書字（書称）が可能になれば、症例1のところで解説したように、音韻の想起が困難な際、自発書字から音読を経由して発話に至るバイパスルートの形成がねらえるのではないかと、考えたためです

　最後に再び音読してもらうことについては、確かにここまでしつこく行う必要はないか

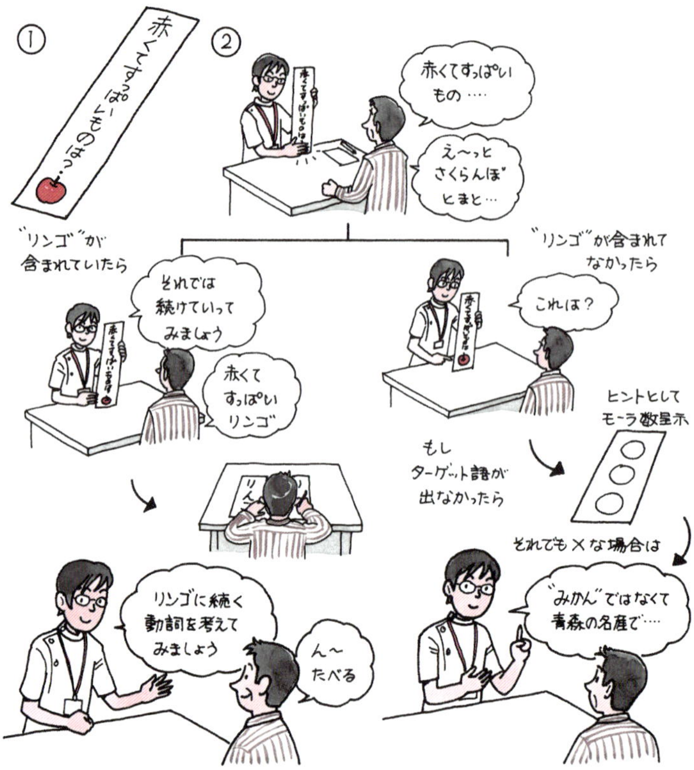

図95 症例2に対して実施した訓練

　もしれません。ただ、意味の理解できている単語・短文・文などの音読を強化するという方法は、自発話の改善に有効です。音読と呼称の共通性については検査編を確認してください。

　目標語に関連する動詞が表出できない場合、あえて漢字で、しかも語幹のみを提示するねらいについて解説しますと、表語文字である漢字を用いて、しかも語幹部分だけを提示することで、極力音韻的ヒントにならない形で、意味および語彙を与えることをねらいました。絵を描いて示してもよいのですが、絵で動作だけを表現するのは実はけっこう難しいのです。主体である人物や、対象物である食べ物まで描かなくてはならず、ねらった意味（「食べる」という動作）に注目してもらえない場合もあるからです。私たちなりの工夫です。

　ステップ1で全く語彙が想起されない場合に、モーラ数を提示するのはなぜでしょうか。モーラ数は語彙情報の1つです。目標語のモーラ数を視覚的に提示することによって、あともう少しという状態になっている語彙選択の後押しができるのではないか、と考えました。

結　果　上記訓練実施後のSLTAにおける正答率は、「5. 呼称」が50％から100％、「10. 語の列挙」が4語から6語、「7. 動作説明」が80％から100％正答、「8. まんがの説明」が段階4から段階6と改善しました。また発話の改善と並行して、書字にも得点の向上が見られました。

今後の課題　呼称の伸びに比べ、語の列挙には大きな変化が認められませんでしたので、さらなるアプローチ法の工夫が必要と考えられました。

症例3：アラビア数字の錯読に焦点をしぼったアプローチ

1. 症例：女性、右利き、発症時70歳。
2. 病名：脳梗塞。
3. 神経放射線学的所見：左島皮質からシルビウス裂に梗塞巣を認めた（図96）。

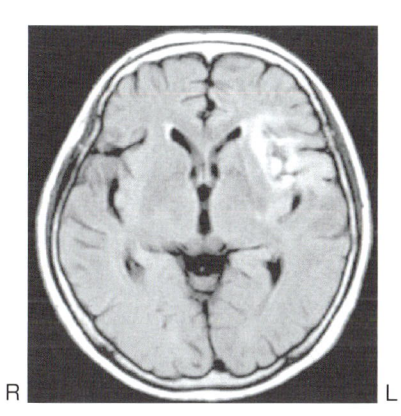

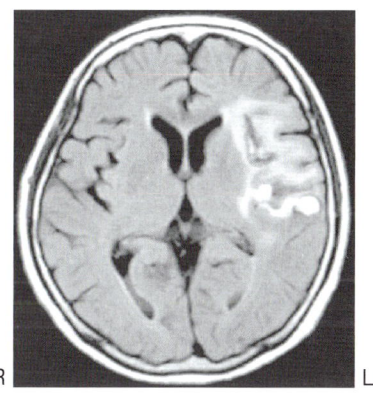

図96　症例3の頭部 MRI FLAIR 画像（発症後2週時）

4. 神経学的所見：特記すべき所見なし。
5. 神経心理学的所見

    一般精神機能：良好。レーブン色彩マトリシス28点。

    視覚認知・行為面：特記すべき所見なし。

    言語面：失語症を認めた（詳細は次項）。

6. 本訓練開始時の失語症状

    発症時から6カ月間で、聴覚的理解は大幅な改善が認められており、日常会話においては特に問題のないレベルまで改善していた。しかし、文字言語に関しては障害が残存していた。特にアラビア数字の音読が著しく困難であったことが特徴的であった。SLTA での音読の下位検査の正答率は、「11. 漢字・単語の音読」100％正答、「12. 仮名1文字の音読」80％、「13. 仮名・単語の音読」100％、「14. 短文の音読」100％であったが、掘り下げ検査として実施したアラビア数字の音読検査では、正答は62問中35問にとどまっていた。また、非語の音読の際、語彙化錯読がみられることも多く、音韻性失読の特徴を呈していた（図97）。

訓練プラン立案のヒントとなった特徴的な反応

「11. 漢字・単語の音読」：100％正答

「19. 漢字・単語の書字」：100％正答

アラビア数字の音読検査：56％正答

分　析　本症例の数字が読めない理由について考えてみることにします。まず数字音読の特徴を見てみましょう。掘り下げ検査として実施したアラビア数字の音読の正答率は

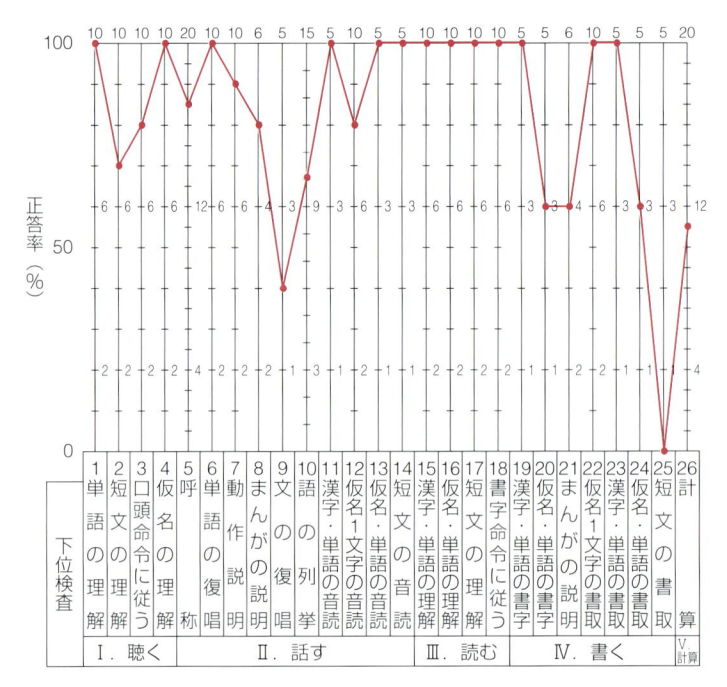

図97 症例3のSLTAプロフィール（発症後6カ月）

56％でした。誤反応の内容を見ると、その多くは「3」に対して"ご"と読み誤るタイプの錯読でした。

　ところで、数詞には何か固有の特徴というものがあるのでしょうか。数詞は一般名詞と比較すると、①心像性が低い、②相互に意味構成要素の共通性が極めて高い、③表記するための文字が10種類のみである、などの特徴があります。以下、1つずつ説明します。

　まず、心像性が低いというのはどういう意味でしょうか。それは、数から明確なイメージを喚起させることは難しいということです。例えば"ネコ"という言葉を聞いた時と、"3"という言葉を聞いたときの、心に浮かぶイメージの豊富差の違いを想像してみてください。"ネコ"の時にはエピソード記憶や意味記憶の中からさまざまな項目が立ち上がってきますが、"3"の時にはごく漠然としたイメージしか喚起されないのではないでしょうか。このように数というものは極めて心像性の希薄な語彙ということができます。次に意味構成要素の共通性について簡単に説明します。皆さんの周りに「1」と「2」の違いについて述べよと問われて、すぐに答えられる人がはたして何人いるでしょうか。意味論的にみると両者の意味構成要素はほとんど共通です。これは「1」と「30」であっても、「1」と「5372」であっても同じです。本書ではこれ以上、意味論上の難問に深入りすることはしませんが（もっとも私たちにそれだけの説明能力もありません）、とりあえず数詞同士の意味的距離は、「ネコ」と「イヌ」などの意味的距離よりもはるかに近いと理解しておいて下さい。そのような理由で、数詞は一般名詞などよりも錯語が生じやすいと考えられます。3番目の特徴である表記するための文字がわずか10種類であるという点については説明を要しないと思いますが、ここで少し数字の特徴について概観してみましょう。以下、数字の特

	漢字	数字	仮名
表音性/表語性	表語	表語	表音
文字の種類	多	少	少
1文字と読みの対応	1対多	中間	1対1
空間的配列の中での読み	変化なし	桁によって変化	変化なし

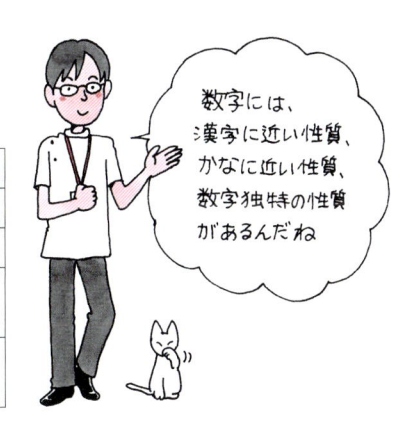

図98　数字の性質

（吹き出し）数字には、漢字に近い性質、かなに近い性質、数字独特の性質があるんだね

徴を漢字/仮名との比較という観点から整理してみます（図98）。

（1）表音性/表語性：もともと数字は、「数概念」を表す語彙を表記するために考案された文字であることは想像に難くありません。したがって、数字は表語文字ということができ、漢字に近い要素を持っていると言えます。

（2）文字の種類：先に述べたように、アラビア数字は10種類です。清音を表す仮名文字の約1/4です。英語で用いられるアルファベット26文字と比べても1/2以下の数です。一方漢字の数は莫大です。漢字は約5万字存在するそうですが、それはさておき、現在日本で常用漢字とされているものに限定しても1945文字ですから、特に文字の数という点では、漢字は世界の文字の中でも独特の位置を占めていると言えそうです。また、そう考えると、文字の数という点では、数字は仮名に近いと考えてよさそうです。

（3）1文字と読みの対応：数字は単独で提示されたときは、「1」は「いち」、「2」は「に」というように、文字と音韻との対応は一義的に決まります。そういう点では仮名文字に類似する性質を持っていると言えます（ただし、「4」は「ヨン」と「シ」、「7」は「ナナ」と「シチ」、「9」は「キュウ」と「ク」と、2通りの読みを持っています）。その一方で「1つ」「1本」「1枚」というように、他の文字を伴って序数として扱われる際には、複数の読み方の中から1つが選択されます。これはちょうど漢字における複数の訓読みに該当します。そういう点では漢字に類似する性質を持っていると言えます。このように数字は、「文字と読みとの対応」という点に関しては漢字と仮名の中間的位置を占めると言えそうです。

（4）空間的配列の中での読み：これは数字独特のものです。数字は、何文字でも（無限に）並べることが可能であり、どのような配置で並べても「数詞」になります。並べ方が正しくないと「無意味語」になる、なんていうことはありません（ただし、「0」だけは一番左には置くことはできません）。このような性質は数字に特有のものです。さらに何番目に配列されているかによって、「桁」という意味が付与され、その「桁」によって読みが変わるという、他の文字には決してみられない、数字に特徴的な「読みの複雑さ」があります。これは数字を1文字単位で読む場合のシステムとは別個のものです。このような複雑

さを有しているため、失語症の患者さんで、数字1文字（桁数でいうと1桁の数字）なら読めるのに桁が増えると混乱してわからなくなってしまう現象がしばしば見受けられます。

　ところで、数字の錯読がどのレベルで生じているかを調べるにはどうしたらよいでしょう？例えば、「3」という文字を見て"ヨン"と音読してしまった場合、意味照合（数概念）のレベルでの誤りなのか、意味はわかっているものの語彙選択（出力語彙辞書）のレベルで誤ってしまったのか（すなわち、錯読であったのか）を見極める必要があります。その方法としては、マッチ棒や碁石などをいくつか用意しておき、数字を見せて、対応する数だけマッチ棒や碁石を取ってもらう、もしくは、○の数と数字のマッチングなどの簡単な検査を施行してみるとよいでしょう。このような課題には正答するにもかかわらず、数字の読み誤りが認められる場合は、語彙選択での誤り、すなわち失語症による語性錯読と判断します。

　以上のような手続きを経て、私たちは、本症例における数字の読み誤りは語彙（数詞）選択の障害であると考えました。

訓練目標
　・アラビア数字の音読能力の向上（良好な漢字単語の音読を利用）
　・計算能力向上

訓練を実施した時期および期間　発症後6カ月時から3カ月間

訓練方法　訓練頻度：1回40分の個別訓練を週2回
　ステップ1：（漢字単語を手がかりとした数字の音読・書字）
　　①自宅にて：語頭文字が数字である漢字単語（例：四国・五番勝負など）の音読および書字練習。
　　②訓練室にて：練習を行ってきた単語の数字の部分を空欄にし（例：○国，○番勝負など）、漢数字を埋めさせ、数字の意識化を行う。次に、○の部分に書字した漢数字をアラビア数字に変換して書字させ（例：四→4、五→5）、アラビア数字のみを提示して音読を促す。
　ステップ2：（アラビア数字と漢数字との対連合）
　　①2桁以上のアラビア数字の、1つひとつの数字にすべて○印を付けさせ（例：45の場合→④⑤と丸で囲む）、数字1文字への意識を強化する。
　　②丸印のついた数字の横（左右どちらでもかまわない）に漢数字を書いてもらう（例：四④⑤五）。
　　③ステップ1で使用した単語を意識しながら音読を促す（例：④四→"シコクノシ"、⑤五→"ゴバンショウブノゴ"など）。
　　④最終確認として、再度アラビア数字と漢数字のペアを見て、音読しながら写字する（図99）。

解　説　本症例に対して、アラビア数字の音読に焦点を絞った訓練を導入した理由は、本症例が専業主婦で、一番のニーズが「家計簿を付けられるようになりたい」ということだったからです。

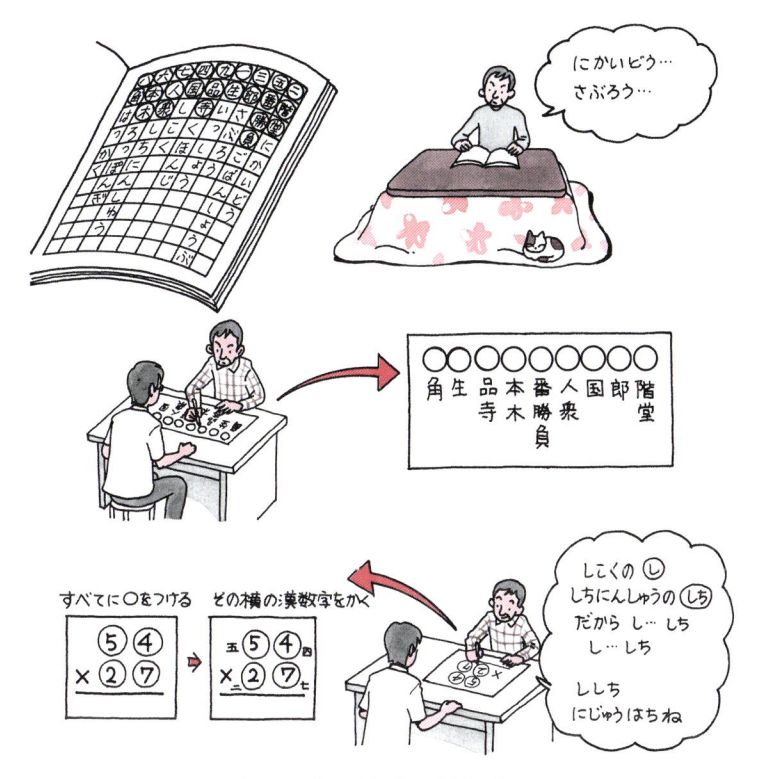

図99 漢字単語を手がかりとした数字の音読訓練

　また、本症例は計算の方略は保たれていました。計算の方略が保たれている場合、数字の錯読があっても筆算は不可能ではありません。数字をまったく音韻にすることのできない重度の失語症者でも特に加減算は可能な場合が多いことは、皆さんもSLTAを施行していて実感するところではないでしょうか。ただし、暗算を行おうとしたり、九九が必要になってきたりすると、数字の錯読が計算を困難にします。今回はそのような事情から、計算をスムーズに遂行できるようにする目的で、アラビア数字の音読訓練を行いました。
　しかし、漢数字を含む単語を用いた方法に疑問を感じた方もいらっしゃるのではないでしょうか。分析のところでも述べたように、本症例は漢数字も含め漢字単語の音読と書字が比較的良好に保たれていました。そこで、まず漢数字を含む漢字単語を音読してもらい、そこから数字部分を分離し、さらに漢数字とアラビア数字の対応関係を強化することで、アラビア数字音読につながる迂回路が形成できるのではないか、と考えました。
　次に、漢数字の穴埋め課題を行った理由ですが、漢数字を含んだ漢字単語（例：四国）の中から特に数字部分を意識化してもらいたかったからです。本症例は漢数字の音読が良好であるといっても、単独では完全というわけではなく、「四国」「一日一善」などのように、より心像性の高い語彙になっていた方が読みやすいという傾向がありました。このため、まず漢数字を含む読みやすい単語の音読から始め、次のステップで数字だけを分離させる、という方法をとりました。
　最後に、漢数字を含んだ漢字単語を選ぶ上で注意した点について付け加えておきます。

先にも述べましたが、数字の錯読は特に九九に大きな影響を与えます。例えば、38×14 という問題の場合、最初に 8×4 の計算が必要になりますが、ここで"ハチシ"という九九を"ゴック"などと誤ってしまう可能性があるわけです。これを改善させるために、このケースの場合保たれている漢字音読を利用したのですが、当然漢字単語の選択も九九に対応するものを選択するよう心がけました。2 通りの読み方があるものに関しては、九九の改善という点に焦点を絞って「4」「7」「9」に対応する漢数字はそれぞれ［シ］［シチ］［ク］と音読する単語を選択するようにしました。

結　　果　訓練実施後、「数字の音読課題」は、訓練前後で 3/62 から 58/62 と有意な改善を認めました。また、SLTA の「26.計算」でも、訓練前後で 12/20 から 16/20 と改善が認められました。

今後の課題　数字の錯読の減少によって、計算能力は改善しました。しかし、買い物などの日常生活場面での数字の活用には依然問題が残っています。今後は実用性を高めていく必要があります。

症例 4：音韻選択障害および語彙選択障害へのアプローチ

1. 症例：男性、右利き、発症時 67 歳。
2. 病名：脳出血（再発）。初回発作時の詳細は不明。
3. 神経放射線学的所見：頭部 CT にて左被殻領域に低吸収域を認めた（図 100）。

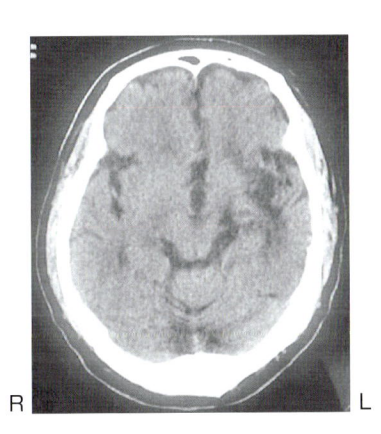

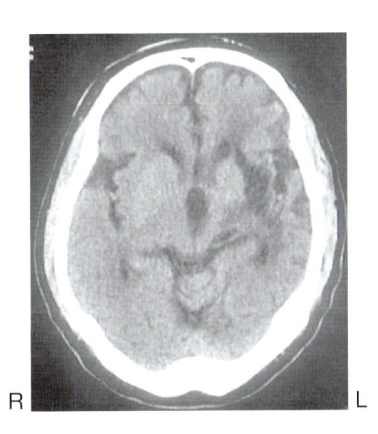

図 100　症例 4 の頭部 CT 画像（今回発症後 3 カ月時）

4. 神経学的所見：右片麻痺
5. 神経心理学的所見

　一般精神機能：軽度低下。レーブン色彩マトリシス 17 点。

　視覚認知・行為面：特記すべき所見なし。

　言語面：失語症を認めた（詳細は次項）。
6. 訓練開始時（今回発症後 4 カ月）の言語症状：

　聴覚的理解は、日常会話場面では短文レベルの理解まで比較的良好に保たれていたが、検査場面では単語レベルから誤反応が認められていた。また、発話面においては、挨拶やあいづち程度の発話が可能な場面もあるものの、語彙選択・音韻選択・構音面（プロソディー）など複数の過程に障害が疑われ、全体的に非流暢な印象を与える発話であった。アナルトリーの合併に関しても担当者間で協議の対象となったが、音読で音の誤りが認められても復唱では修正が可能となる場面がみられたことや、数唱のような系列的な語産生では流暢な発話が観察されたことなどから、主たる障害は音韻想起（出力音韻辞書）のレベルにあるのではないかと、その時点では考えられた。また、喚語困難は動詞においても観察された。

　視覚的理解（読解）は、漢字・仮名ともに比較的良好に保たれていた。しかし短文レベル以上では、聴覚経路同様困難な場面があり、背景に統語理解の障害も疑われた。

　書字は、検査上、漢字・仮名ともまったく不能であった（図 101）。

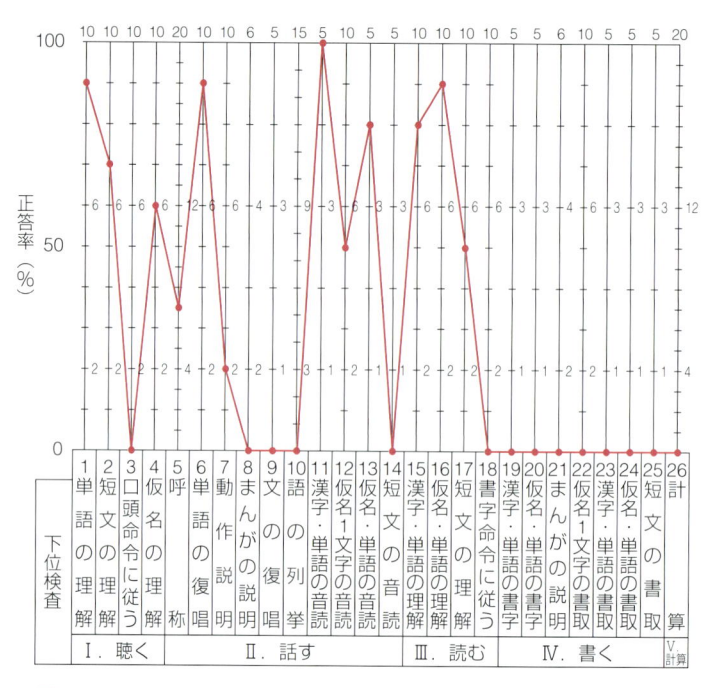

図 101　症例 4 の SLTA プロフィール（今回発症後 4 カ月）

訓練プラン立案のヒントとなった SLTA での特徴的な症状

「5. 呼称」（正答率 35％）

　　本：無反応　→ヒント後 "ホ…オ…"

　　山：無反応　→ヒント正答

　　金魚：無反応　→　ヒント後無反応

「6. 単語の復唱」（正答率 90％）

　　水："ネズミ…ネコ"→ヒント正答

「11. 漢字・単語の音読」（正答率 100％）

　　新聞："チンブン…自己修正で正答"

「13. 仮名・単語の音読」（正答率 80％）

　　えんぴつ："シンブン"

分　　析　本症例の発話障害のメカニズムについて調べていきます。まず SLTA プロフィールを見てみましょう。「5. 呼称」は正答率 35％でした。誤反応に語性錯語は観察されず、ヒント前は無反応が多く観察されました。しかし、音読では音の変化がみられ、アナルトリーの合併も否定しきれませんでした。そこでまず本症例の発話にアナルトリーが合併しているか否かについて検討する必要があると考えました。そのために、呼称・音読のほかに「構音運動プログラム」が関与する下位検査に着目する必要があります。それは復唱です。検査編で学んだように、復唱は聞き取った音声を音韻として受け止めて（音韻照合）、再び同じ音韻を音声として表出する処理です。音響分析→音韻照合（入力音韻辞書）の処理に障害がない場合には、構音運動プログラムの障害が検出されやすいモダリティー

と言えます。もちろん音読も構音運動プログラムの段階を含みますが、音読の場合失語症者において障害されやすい、文字照合（入力文字辞書）→音韻照合（入力音韻辞書）の処理が関与するため、多くの失語症者では直接音声を提示される復唱に比べ、成績が低下しがちです。ちなみに本症例の「6．単語の復唱」は正答率 90％と良好であり、構音運動プログラムの障害は否定できそうに思われたのですが、プロソディー異常の存在が、何らかの構音レベルの障害を疑わせました。そこで系列語（数唱）を行ってみたところ、自然なプロソディーでスムーズな表出が観察されました。このことから本症例の発話においては、構音運動プログラムの障害（アナルトリー）は認められないか、もしくは、あったとしても発話障害の主要な要因ではないと判断しました。

一般に失語症者の発話にアナルトリーが存在するかどうかを鑑別する際の基本は自発話の観察です。呼称・復唱・音読などの、いわゆる「無理やり」要求される発話の観察から判断することは危険です。ただし、その中でも復唱は複数のルートにバックアップされているモダリティーであるため、比較的構音レベルの障害を検出しやすいのではないか、と考えたわけです。

以上のような手続きを経て、本症例の発話障害において、構音運動プログラムの段階の障害はとりあえず除外してもよいと考えられ、語彙選択（出力語彙辞書）→音韻選択（出力音韻辞書）→音韻配列（音韻出力バッファー）の障害の有無について掘り下げる必要があると考えられました。

次に、本症例の語彙選択の障害の有無について考えてみたいと思います。SLTAにおける呼称での反応を振り返ってみます。先に述べたように、本症例の場合、語性錯語はほとんど見られず、初発の反応の多くは無反応でした。無反応から何らかの障害メカニズムを推定するということはとても困難で、私たちもここで立ち止まらずを得ませんでした。

ところで、語彙選択の障害を反映しやすい下位検査には他に何があるでしょうか？それはこれまで何度も述べたように、「11．漢字・単語の音読」です。症例1でも行ったように、「5．呼称」と「11．漢字・単語の音読」との比較を行います。呼称が重度に障害されていても、漢字単語の音読が良好であれば、少しのヒントで、語彙選択（出力語彙辞書）→音韻選択（出力音韻辞書）→音韻配列（音韻出力バッファー）→構音運動プログラムまでの処理が可能になることが示唆されます。しかし、本症例は漢字単語の音読で音韻性錯読が認められ、本症例の発話障害の背景には、語彙選択障害に加えて音韻選択の障害が推定されました。

訓 練 目 標
・語彙選択能力の向上
・音韻選択能力の向上

訓練を実施した時期と期間　今回発症後4カ月時から4カ月間

訓 練 方 法　訓練頻度：1回 40 分の個人訓練を週 1 回。その他宿題

ステップ1：絵の下に単語のモーラ数分だけ○を示し（2モーラ語なら○○、3モーラ語なら○○○）、さらに選択用の仮名文字チップを提示する。

ステップ2：○の中に仮名文字チップを正しく並べてもらった後、音読を促す。

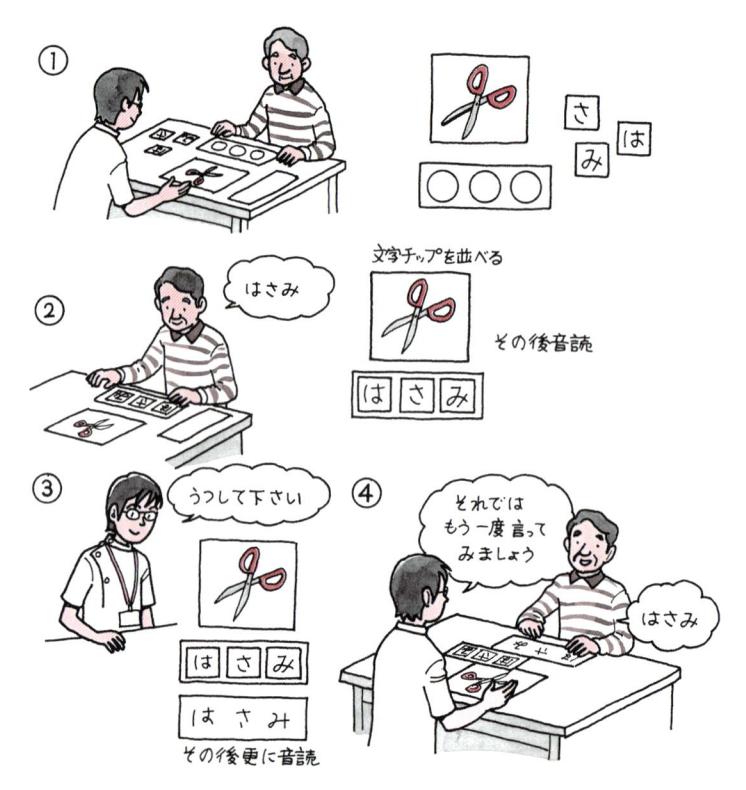

図 102　症例 4 に対する訓練法

　ステップ 3：絵を見ながら、並べた仮名文字チップを模写し、再度音読し音韻を確認、最終的に絵だけを見て呼称をさせる（図 102）。

解　　説　○を用いて、あらかじめ目標語のモーラ数を提示したのは、語彙的ヒントです。そして仮名文字の選択式を採用したのは、音韻的ヒントです。仮名文字チップを選択した後、模写させることのねらいは、視覚情報と運動覚を利用することによって、語彙を構成する音韻を 1 つひとつ抽出し、配列を確認してもらうことにあります。

結　　果　訓練実施後、SLTA では「5. 呼称」の正答率が 35％ から 70％ へと改善が認められました。

今後の課題　今後は名詞だけではなく動詞の喚語能力向上も視野に入れて、文レベルの発話（2 語文）の獲得を目指していきたいと考えます。

症例5：文字形態想起障害へのアプローチ

1. 症例：男性、右利き　発症時38歳。
2. 病名：脳出血（もやもや病）。保存的加療後、正常圧水頭症を併発し、シャント術を施行。
3. 神経放射線学的所見：頭部CTにて左側脳室の著明な拡大と、左前頭葉皮質下領域に低吸収域を認めた（図103）。

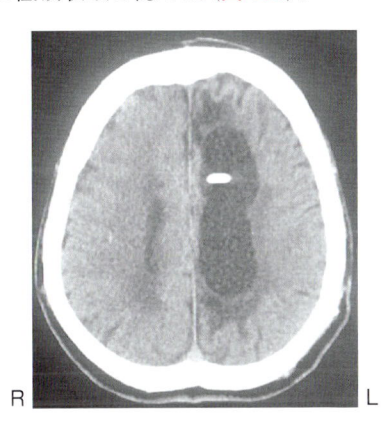

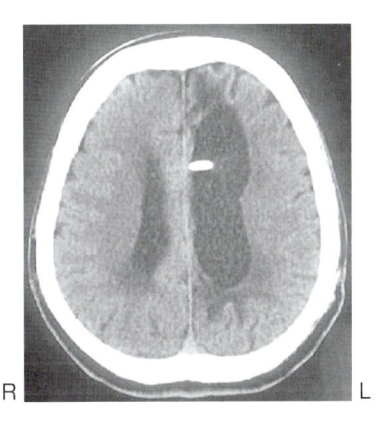

図103　症例5の頭部CT画像（発症後9年時）

4. 神経学的所見：右片麻痺
5. 神経心理学的所見

   一般精神機能：低下あり。コース立方体組み合わせテストにてIQ44であった。その他、近時記憶障害を認めた。

   視覚認知・行為面：特記すべき所見認めず。

   言語面：失語症を認めた（詳細は次項）。

6. 訓練開始時（発症後7年5カ月）までの言語症状の経過

   　発症当時より、理解面は、聴覚・視覚両経路とも統語処理能力の低下が疑われ、短文レベルから困難を呈していた。表出面については、発話は単語レベルが中心であり、喚語困難が強く、特に動詞の表出が困難な印象を受けた。

   　SLTAの結果、特に、「読む」「書く」の障害が重度であり、その時点では書字を活用した訓練の導入は現実的ではないと判断し、前段階として、まず発話と聴覚的理解に焦点を当て、初診時から約7年間にわたり、喚語および統語理解訓練を行った。その結果、訓練開始時には特に発話面において改善が認められていた（SLTAの正答率は、「5.呼称」95％、「7.動作説明」100％、「10.語の列挙」6語、「8.まんがの説明」段階4）。

   　一方、この間書字にはほとんど改善が見られなかった（SLTAにおける正答率は、「19.漢字・単語の書字」、「20.仮名・単語の書字」ともに0％、「22.仮名1文字の書取」10％、「23.漢字・単語の書取」0％、「24.仮名・単語の書取」20％であった）。

   　そこで今回、本症例の書字障害に着目した訓練を導入することとした（図104）。

図104　症例5のSLTAプロフィール　×----× 発症後8カ月　●—● 発症後7年5カ月

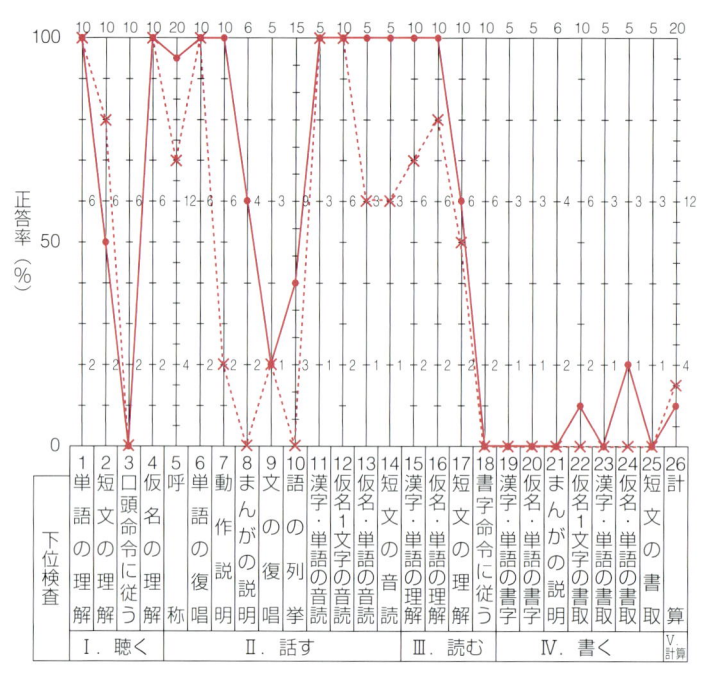

訓練プラン立案のヒントとなったSLTAの特徴的な反応

「19. 漢字・単語の書字」：0%

「20. 仮名・単語の書字」：0%

「22. 仮名1文字の書取」：10%正答

（いずれも，"わからんです"と言って書こうとしない）

「4. 仮名の理解」および「12. 仮名1文字の音読」：ともに100%正答

分　　析　この症例の書字障害のメカニズムについて考えていきましょう。まずSLTAプロフィールからわかるように、「19. 漢字・単語の書字」、「20. 仮名・単語の書字」ではいずれも"わからんです"と言うのみでまったく書こうとせず、しかもその際、特に目標語を呼称するということもありませんでした。このような場合、重度の語彙選択の障害ではないかと判断したくなります。しかし、それを確認するためには、もう少し他の下位検査の成績と比較する必要があります。それは「5. 呼称」です。すでに学んだように、語彙選択がかかわる重要な言語モダリティーは呼称です。本症例の呼称の正答率をみると、95%とかなり改善しています。このことから単語の書字検査の場面においても、頭の中では恐らく呼称していたのではないか、と考えられます。"わからんです"という反応は、あくまで「文字がわからない」という意味だったのではないかと推察されます。

　以上のように、呼称能力が良好であるにもかかわらず書字障害が重篤であるということから、本症例の書字障害のメカニズムを推定する際、語彙選択（出力語彙辞書）→音韻選択（出力音韻辞書）→音韻配列（音韻出力バッファー）の障害の可能性はあまり考える必要がなく、文字選択（出力文字辞書）→書字運動プログラム→書字運動（構成）のいずれかの

過程を疑うことが重要になってくるわけです。

では次に、本症例の書字運動プログラムおよび構成の機能について調べてみたいと思います。

さて、「書字運動プログラム」「構成」の処理過程については、SLTA 上で調べることができるでしょうか？書称が困難であっても書取がある程度可能であれば、書字運動プログラムおよび構成行為は保たれているということが推定されるのですが、本症例は書取も重度に障害されていました。そうなると掘り下げる方法は他にないのでしょうか？

そのような場合、文字の模写を行ってみる必要があります。その際、形よく文字が模写できたかどうかという結果に注目する前に、まず文字をどのように模写するか、筆の運び（運筆）を見ることが重要です。すなわち書字の過程です。文字が形態として整わなくても、文字を書き出す位置や書き終わるまでの運筆が正しいなら、書字運動プログラムは保たれていると判断することができます。さらに結果として出来上がった文字の形が整っているかどうかによって、構成能力も判断することができます。ちなみに本症例は正しい運筆で問題なく文字の模写を遂行することが可能であったことから、書字運動企画および構成には問題がないと判断しました。

以上の結果から、消去法によって、本症例の書字障害のメカニズムは、最後に残った可能性、つまり文字選択（出力文字辞書）の障害であることが推定されました。一般に、書字障害を呈する患者さんの障害された処理過程を掘り下げるための方法として、書取と復唱を比較する方法や、「4. 仮名の理解」と「12. 仮名1文字の音読」と「22. 仮名1文字の書取」の3モダリティーを比較する方法などがあります。皆さんもいろいろ考えてみてください。

訓練目標
- 仮名書字能力の向上
- 喚語能力の向上

訓練を実施した時期と期間
発症から7年5カ月時より開始。約2年間。

訓練方法
訓練頻度：1回40分の個人訓練を週1回。宿題での自習

ステップ1：単語理解の確認
　①目標語の選定：3〜4モーラの高親密語を用意する。
　　例：蜜柑、おにぎりなど。
　②目標語の属性や特徴を表現した質問文を用意する。
　　例：「冬にコタツのなかで食べる果物は？（みかん）」
　　　　「御飯を三角形に握って海苔を巻いた食べものは？（おにぎり）」
　③②で用意した質問文を理解させ、目標語の喚語を促す（図105）。

ステップ2：目標語の文字想起（ヒント付き）
　目標語の仮名単語で、1部を空欄にしたもの（例：○○ん、○○ぎり）を提示し、選択肢9文字の中から、該当する仮名を選択する。

ステップ3：自発的書称
　目標語を書称する。

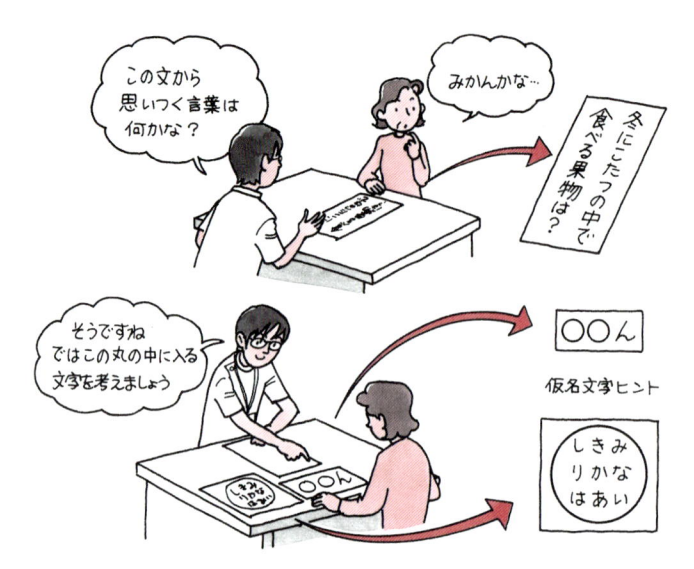

図 105　症例 5 に対する訓練

解　　説　改善の乏しかった書字に関して、この時期になってから積極的訓練を導入した理由について解説します。

　このケースは、近時記憶の障害を合併していたため、少し前の出来事もすぐに忘れてしまうという問題点がありました。そのため、発話面が改善したにもかかわらず、日常生活の基礎となるエピソード記憶が不十分なため、会話が実用的なコミュニケーションに結びつかないという問題が残存しておりました。このようなことから、本症例にとって、「メモを取る」、「日記を付ける」という「書字」が可能になることが、QOLを高める上で重要ではないかと考えたからです。

　また、書字訓練導入のもう一つの理由は、仮名の理解が保たれていたこと、単語の読解が保たれていたこともあげられます。

　第1ステップで目標語に関する質問形式の短文を使用したのには私たちなりのねらいがあります。このステップは、1つには理解の課題という側面があります。症例1の解説を思い出して下さい。語彙の表出の課題の中に目標語の理解のステップを差し挟む方法は、「意味セラピー」の考え方を援用したものです。記号と意味との結びつきを強化することを目指しています。もう1つには、目標語の周辺語彙を与えることで、目標語が活性化されやすい状態にするためです。これはしばしば呼称訓練の手技として用いられる方法です。「ネコ」という単語を例にとって考えますと、語頭音ヒントというのはその語彙の音韻情報（の1部）を直接与えることになるわけですが、"イヌではなくて…"とか、"コタツが好きな…"などと「イヌ」「コタツ」といった、「ネコにまつわる」語彙が提示されると語彙同士のネットワークが活性化されます。このことは実験心理学的に確認されている事実です。周辺語彙とのネットワークという間接的なヒントによって、少しでも「自発的」に目標語が想起されるようにと考えたわけです。

　ステップ2で、一部を空欄にした仮名単語を用いたねらいは、目標語の文字のイメージの活性化です。同時にモーラに関するヒントにもなっていると考えています。

結　　果　本訓練課題実施後のSLTAの正答率は、「20. 仮名・単語の書字」で0％から60％、「22. 仮名1文字の書取」で10％から70％、「24. 仮名・単語の書取」で20％から60％と、改善が認められました。

今後の課題　仮名文字の書字に関しては改善が認められていますが、漢字はまだ、ほとんど書けない状況です。そのため今後はよく利用する漢字の書字能力を伸ばしていくことによって、日常生活場面での実用性を高めていきたいと考えます。

＜文献＞
1）小嶋知幸：失語症の障害メカニズムと訓練法改訂第2版．新興医学出版社，2005
2）種村　純：言語モダリティ間相互作用に関する臨床神経心理学的研究―失語症の言語機能回復の検討．風間書房，1995

学習確認テスト（サンプル）

> 本書を、ST養成課程の教科書として使用して下さる先生方へ
>
> 本書の内容を一通り講義なさった後、学習成果の確認のための試験をお考えの先生方のために、学習確認テストのサンプルをご提示いたします。
> 中間テストや学期末テストの参考になさっていただければ幸いです。答えは掲載しておりませんが、解答はすべて本書の中に見出せるものばかりです。

Q1 セラピーの見学をしていた患者さんのご家族から次のような質問をうけました。あなたならどう答えますか？
「先生、ここ何回か言語訓練を見学させていただいてちょっと思ったのですが、毎回、『犬』『りんご』『めがね』などの絵カードばかり使って練習なさっていますね。私の妻（夫）は病気になる前、何千あるいは何万という単語を知っていたと思うのですが、その中には、もっといろいろな単語があったと思います。これから一つひとつ全部練習していただけるのでしょうか？それから先生はいったい何枚の絵カードを持っていらっしゃるのでしょうか？」
ヒント：基礎編 p7～8

Q2 なぜ、日本人には、カラスの鳴き声が「カアカア」、鶏の鳴き声が「コケコッコー」と聞こえてしまうのでしょうか。
ヒント：検査編 p14～15

Q3 字の下手な人が書いた「あ」も、字の上手な人が書いた「あ」も、日本語の仮名「あ」だと思えるのはなぜでしょう。
ヒント：検査編4 読解 p28～29

Q4 「いちご」という文字を見て、「1と5」ではなく、「苺」だと理解できるためには、どのような処理が必要でしょうか。
ヒント：検査編4 読解 p31～33

Q5 明治時代に、西洋人が自分たちの飼っている犬に、"come on！（カメン）"と呼びかけているのを聞いた日本人は、洋犬のことを「カメ」というのだと思ったそうです。このような誤解が生じた機序を考えてください。

Q6 先輩の言語聴覚士が後輩に、"論文の再投稿時（さいとうこうじ）には、コピーは2部用意すればいいんだよ"と言ったところ、後輩は"論文の斉藤浩二（さいとうこうじ）??"と、親友の斉藤浩二君のことを思い浮かべてしまいました。このような誤解

が生じた機序について考えてください。
Q5、Q6ともヒント：検査編 p15 〜 16

Q7 ある人が履歴書を書いていた時のことです。同僚から話しかけられた用件に耳を傾けながら書いていたら、職歴という字を、「食歴」と書いてしまいました。すぐに誤りに気づいたのですが、なぜこのようなことが生じたのでしょうか。
ヒント：検査編 p45

Q8 復唱において、単語は比較的良好であるにもかかわらず、非語が困難であるという現象は、どのように説明できますか。
ヒント：検査編 p22 〜 28

Q9 発話と書字が使えないという状況下で、単語の音韻が想起できていることを確認する手段として、どのような方法が考えられますか。
ヒント：押韻判断

Q10 呼称において、語頭音のヒントが効くケースと効かないケースでは、障害メカニズムにどのような違いが考えられるでしょうか。
ヒント：「語頭音のヒントが効く」とは、語頭音を与えられてから考える、ということではなく、語頭音がトリガーとなって、瞬時に続く音韻がすべて表出されるということです。

語彙照合障害

＊単語として区切るところに印をつけましょう。

1) むかしむかしあるところにおじいさんとおばあさんがすんでいました

2) きのうのあさはごはんとみそしるとつけものをたべました

3) あさおきるとそとはまっくらでいまにもあめがふりそうでした

4) おんなのこがおおきなみかんをおいしそうにたべていました

5) ほどうきょうのうえからおんなのこがてをふっていました

6) おおきなきのしたでおかあさんとおべんとうをたべました

7) あるひおおきなくまがやまからでてきました

8) あさおきてまずつめたいみずでかおをあらいました

9) ひゃっかてんであかいかばんとちゃいろのさいふをかいました

10) あたたかくなるとさくらがいっせいにさきはじめました

11) うみのまんなかにしろいちいさなふねがうかんでいました

12) しろいかみのうえにおおきくなまえをかきました

13) じどうしゃのにだいにおおきなふとんがつんであります

14) おとうさんがあついおふろにかたまでつかりました

15) あめのひにほんやさんでほんをたくさんかいました

16) おとうさんにあかいりんごのかわをむいてあげました

17) とけいをみるともうやくそくのじかんをすぎていました

18) ははのひにかたたたきをしてあげるやくそくをしました

19) ゆきがたくさんつもるとくるまがみちへでることができません

20) ゆかにおちゃをすこしこぼしたのでいそいでぞうきんでふきました

語彙照合障害

＊カードに書いてある仮名文字の中にいくつ単語がありますか？できるだけたくさん見つけましょう。

あめうどん	りんごかさ
たいとうふ	いちごまり
ふうとうすず	あひるりす
てがみかんじ	きつねこめ
きゅうりすもう	めがねこま
ごぼうまくら	はさみかんづめ
ひまわりすいか	くるまくらげ
ゆきたけうま	はしからす
にんにくまくら	かみなりすずめ
ものさしまゆげ	にもつらっきょう

構文理解（パーシング）障害

＊次の文が正しければ○、間違っていれば×を書きなさい。

1) 水が飲む　　□

2) ミカンを食べる　　□

3) はさみが切る　　□

4) リンゴにたべる　　□

5) 手紙を読む　　□

6) 男の子が車を乗る　　□

7) 新幹線を線路が走る　　□

8) コーヒーをお母さんが飲む　　□

9) 学校が男の子に行く　　□

10) リンゴでお母さんがおいしそうを食べる　　□

構文理解（マッピング）障害

＊文に対応する動作絵を一つ選び、それぞれ対象を答えなさい。

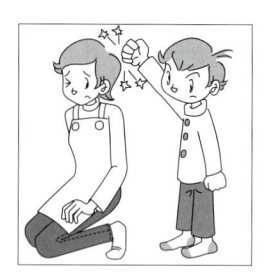

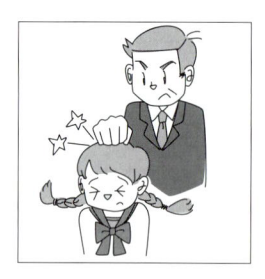

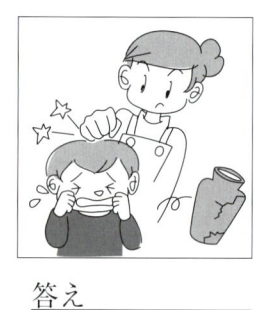

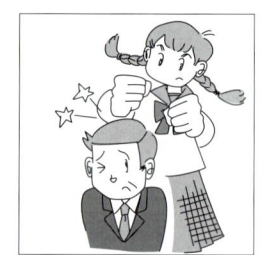

①女の子がお父さんを殴る　　　　　　　　答え＿＿＿＿＿＿

　　　　　1) 殴っているのは？　　答え＿＿＿＿＿＿
　　　　　2) 殴られているのは？　答え＿＿＿＿＿＿

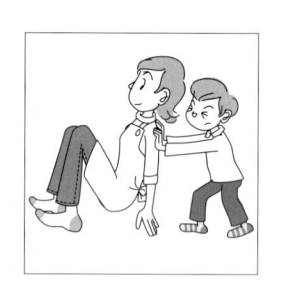

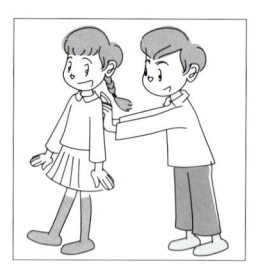

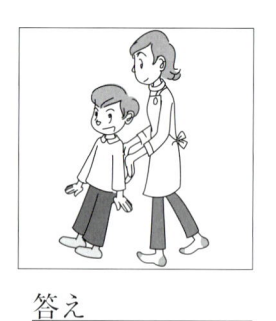

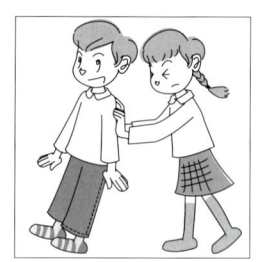

②女の子を男の子が押している　　　　　　答え＿＿＿＿＿＿

　　　　　1) 押しているのは？　　答え＿＿＿＿＿＿
　　　　　2) 押されているのは？　答え＿＿＿＿＿＿

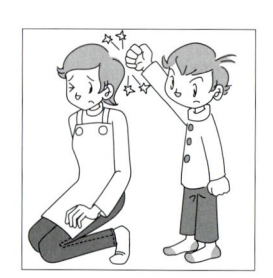

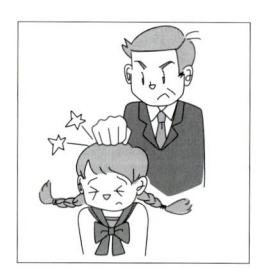

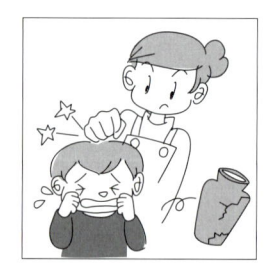

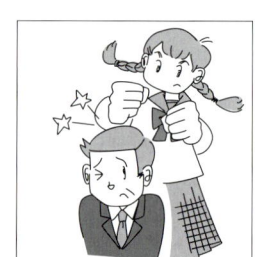

③お母さんに男の子が殴られている　　　　答え＿＿＿＿＿＿

　　　　　1) 殴っているのは？　　答え＿＿＿＿＿＿
　　　　　2) 殴られているのは？　答え＿＿＿＿＿＿

巻末付録　**129**

語彙選択障害

＊下から適切な文字を選んで絵の名称を完成させてください。

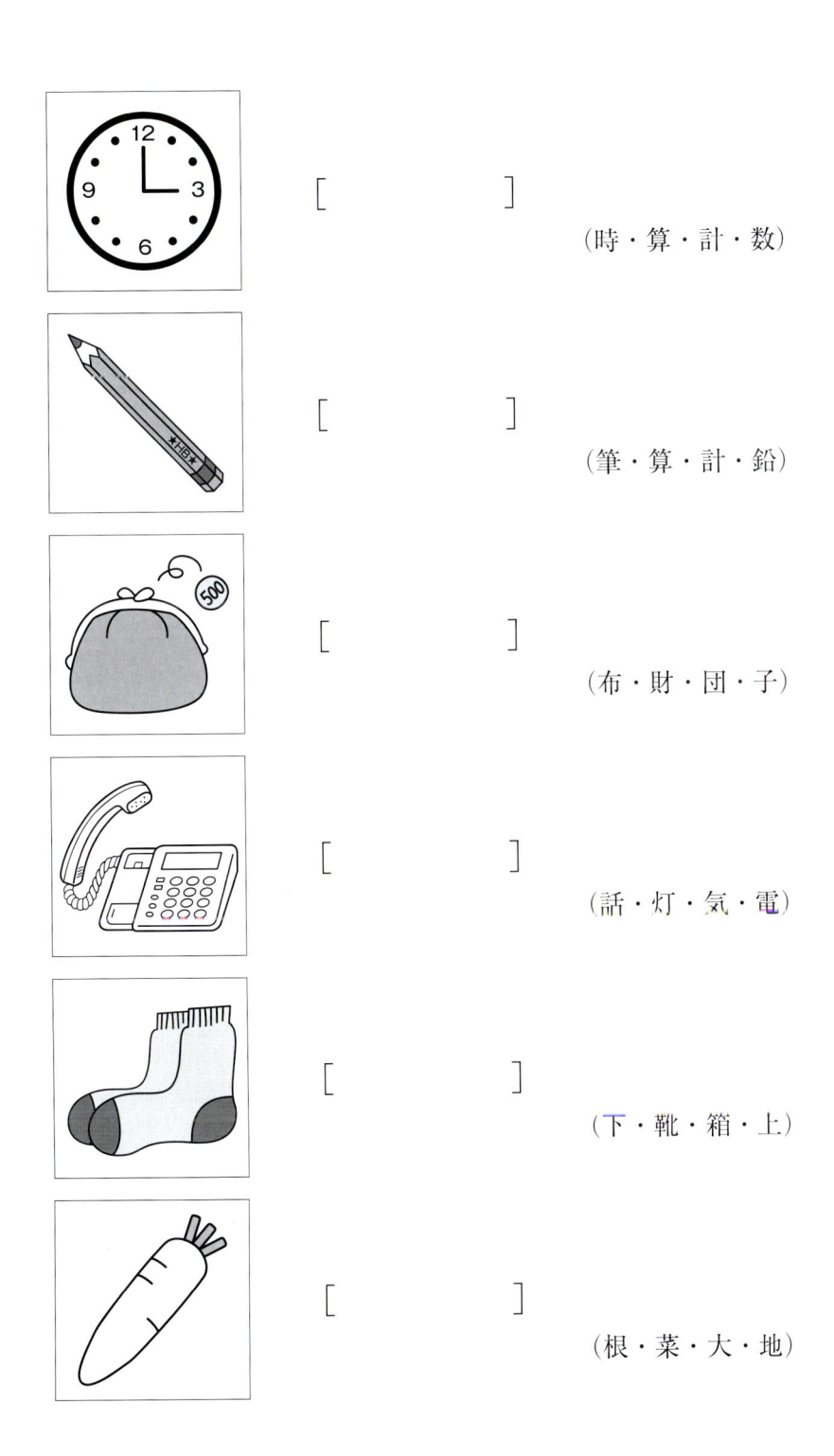

[　　　　　]　　　（時・算・計・数）

[　　　　　]　　　（筆・算・計・鉛）

[　　　　　]　　　（布・財・団・子）

[　　　　　]　　　（話・灯・気・電）

[　　　　　]　　　（下・靴・箱・上）

[　　　　　]　　　（根・菜・大・地）

音韻選択障害

＊下から適切な文字を選んで絵の名称を完成させてください。

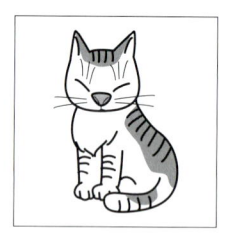

[○○]

（め・ね・と・こ）

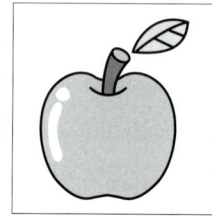

[○○○]

（ご・ん・ひ・ど・り・む）

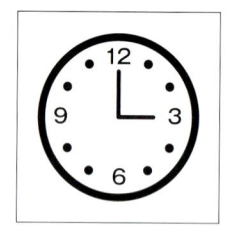

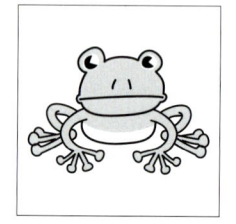

[○○○]

（け・へ・と・そ・み・い）

[○○○]

（え・れ・た・か・る・む）

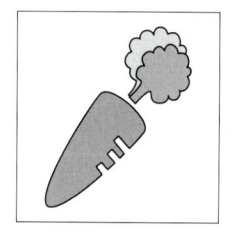

[○○○○]

（ん・に・み・ぎ・じ・ん・ひ）

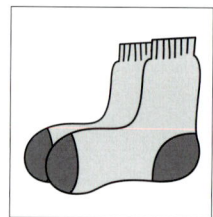

[○○○○]

（く・む・し・ひ・ふ・つ・か・た）

音韻配列障害

＊絵に合うように文字を並べ替えてください。

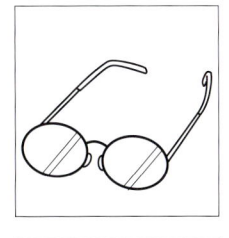

[○○○]　（が・ね・め）

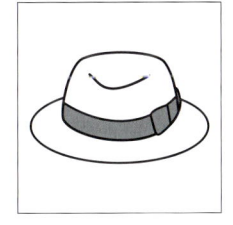

[○○○]　（し・う・ぼ）

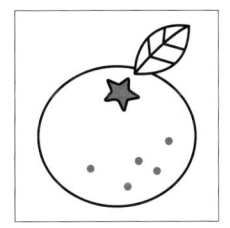

[○○○]　（ん・か・み）

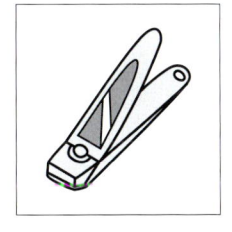

[○○○○]　（め・き・つ・り）

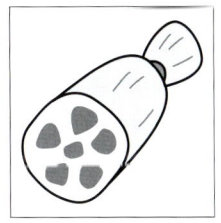

[○○○○]　（ん・れ・ん・こ）

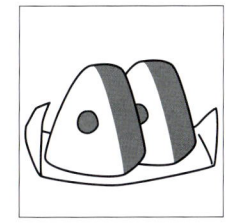

[○○○○]　（り・に・お・ぎ）

語連想障害

＊思いつくものを出来るだけたくさん書いてください。

・赤いたべものといえば？

・夏といえば？

・丸いものといえば？

・台所にあるものといえば？

・お正月といえば？

おわりに

　私事で恐縮なのですが、本書が世に出ることになったきっかけを与えてくださった尊敬すべき1人の恩師と、1人の先輩についてお話しさせていただきます。

　私は昭和63年4月、当時はまだ医療系の言語聴覚士（以下ST）の養成校が全国に4校しかない時代だったのですが、名古屋で開校4年目を迎えていた日本聴能言語学院（現日本聴能言語福祉学院）に入学し、そこで生涯の恩師となる都筑澄夫先生（現目白大学保健医療学部言語聴覚学科教授）と出会いました。

　ある日の授業のこと、先生から「考えてごらん」と出された課題がありました。それは、猫を見て"ねこ"と発話するまでの、頭の中におけることばの流れを考えるという課題でした。国家試験の合格率を最優先課題として、専門用語の暗記にいそしまなくてはならない今の養成校では、あまりはやりそうもない授業のやり方です。しかし、当時学院での都筑先生の授業は、そのような「考えさせる」課題がとてもたくさんありました。そのほかにも、いきなり患者さんの様子をビデオで数秒間流し、「はい、何が起こっていた？気づいたことを言ってみなさい」という演習もありました。私など、どこをどう観察してよいのかさっぱりわからず、思わず「はい、目が2つありました」などと、今思い起こしてみると顔から火がでるような回答をしたものです。しかし、都筑先生はそんな「無知丸出し」な回答に対しても、激怒なさることなく、辛抱強く付き合って下さいました。今となってはいずれも懐かしい思い出であり、現在のSTとしての私の原点とも言える財産です。

　さて、先ほどの「猫を見て"ねこ"と発話する」プロセスを考えなさいという課題ですが、言うまでもなくそれは、本書で学んだ、「呼称」の認知神経心理学的モデルの作成にほかなりません。私の失語症に対するアプローチの原点はここから始まりました。また、都筑先生からは、考えることの大切さ以外にも、常に疑問を持つことの大切さや、物事を正解と不正解の二元論で考えてはダメで、中間もあるのだということなど、STとしての基本的な考え方の神髄を学ばせていただきました。現在もその考えは私の体に深く染み付いており、自分の実習生に対する指導や専門学校で担当させていただいている失語症の講義では、知らず知らずのうちに恩師である都筑先生から教わったことの伝承となっているように感じています。

　また学院には、私の1年先輩に、小嶋知幸先生がおられました。在学当時から、小嶋先輩は優秀でありながら、とても気さくな方で、私たちの学年で困ったことがあるといつでも快く相談にのってくださり、また授業で理解できないことがあると、非常に分かりやすく丁寧に説明をしてくださっていました。

　また、先輩として、STを目指す学生としての心構えも熱心に指導していただきましたが、実は、そのような真面目な一面ばかりではなく、我々の学年の飲み会にもよく参加してくださり、ギター片手に、千昌夫そっくりに（？）「北国の春」を熱唱する茶目っ気ぶりも持ち合わせておられました。

　やはり都筑先生の「DNA」を受け継がれた小嶋先輩は、学院卒業後、失語症の臨床と

研究を精力的に展開していた江戸川病院（院長加藤正弘先生）に就職し、1年目から学会発表をされ、論文をお書きになられるわけですが、そのあたりからはご存知の方も多いことと思います。先輩の数あるお仕事の中で、私がもっとも感銘を受けたのは、2000年に初版が刊行された「失語症の障害メカニズムと訓練法（新興医学出版社）」でした。そこには、ご本人が患者さんから実際に学び取った内容だけが惜しげもなく公開されており、日々患者さんにどのような訓練を行えばよいのか悩みながら格闘している臨床家にとって、まさに「目からウロコ」といえるまったく新しいスタイルの教科書でした。2005年には改訂第二版が刊行され、数多くの学生や新人STが、臨床のガイドとして常に携帯されています。以後職場の後輩たちと、「いつか自分達もこのような、学生や若いSTの道しるべとなるような教科書を書きたい」と思いながら、毎日真剣に患者さんと向き合ってきました。

　このたびご縁がありまして、金原出版の大塚めぐみさんのご好意により、私と後輩の宮本の夢を実現するチャンスをいただくことができ、小嶋先生に監修者としての労をお願いしたところ、企画、構成、表題、執筆、文章の手直しと、すべての過程に関わってくださり、編著者としてこの書籍の方向性を導いてくださることになりました。小嶋先生なくしてはこの本は日の目を見ることはなかったと思います。

　繰り返しになりますが、尊敬する恩師と先輩、お二方の教えや考えは、私のSTとしての原点となっています。特に若い方々にぜひその教えや考えを経験していただきたいと思います。本書をお読みくださった方が、ほんの少しでも「これまでのモヤモヤが晴れた」「失語症って面白い」「失語症の評価と治療を極めてみたい」と思ってくださったなら、これにまさる喜びはありません。

　本書の完成にあたっては、菊南病院言語聴覚科の橋本幸成君には、症例の提示から図やイラストのアイデアなど多大な協力をいただきました。さらに、菊南病院院長・室原良治先生はじめ、多くの患者さんやその御家族の方のご協力を賜りました。また仙台医療専門学校の加藤聖憲君、大川悠君、高知リハビリテーション学院の田中文乃さん、麻生リハビリテーション専門学校の力久真梨子さんを中心とする言語聴覚科の学生さんほか、数え切れないほど多くの方々のご協力と情報のご提供をいただきました。最後になりましたが、ここに記して深謝の意を表します。

平成22年5月

大塚　裕一

和文索引

あ
アナルトリー……………………21
アラビア数字………………… 107

い
意味記憶の活性化………………16
意味構成要素……………………85
意味照合…………………………16
意味照合訓練……………………85
意味セラピー………………… 100
意味素…………………… 48, 93
意味のストラテジー……………50
意味役割…………………………67
意味ルート………………………26

う
ウェルニッケ失語………………77
迂回ルート………………………59
運動障害性構音障害……………21

お
音韻………………………………15
音韻辞書…………………………15
音韻出力バッファー……… 20, 25
音韻照合…………………………14
音韻照合訓練……………80, 81, 82
音韻照合検査（仮名の理解）……62
音韻性錯語………………………20
音韻性失読………………………37
音韻選択…………………………20
音韻選択訓練……………………90
音韻操作…………………………40
音韻配列…………………………20
音韻配列訓練……………………91
音韻／文字変換規則……………40
音韻リハーサル…………………25
音韻聾……………………………15
音響分析…………………………14
音響分析訓練…………… 79, 80
音響ルート………………………22
音声入力…………………………14
音読………………………………34

か
／か／がありますか検査………39
／か／がどこにありますか検査…39
可逆文………………… 50, 88
格助詞……………………………47
歌唱………………………………69
数概念………………………… 109

き
記号…………………………………5
記号化……………………………6
記号解読……………………………6
機能語……………………………47
機能再編成………………………89

く
訓練プラン………………………75

け
系列語……………………………69

こ
語彙………………………………16
語彙化錯読………………………37
語彙辞書…………………………16
語彙照合…………………………15
語彙照合訓練………… 82, 83, 84
語彙性効果………………………37
語彙性判断検査（聴覚提示）……62
語彙性判断検査（文字提示）……65
語彙選択…………………………19
語彙選択訓練……………………88
語音聾……………………………14
構音点……………………………91
構音様式…………………………91
構成失書…………………………41
構文産生訓練……………………93
構文理解訓練…………… 86, 87
語音弁別検査……………………61
語音聾……………………………61
語義失語…………………………35
語義聾……………………………17
語形聾………………………16, 63
語順のストラテジー……………50
呼称………………………………17
語新作……………………………20
語性錯語…………………………20
語聾………………………………14

さ
再帰性発話…………………………2
錯語…………………………………2

し
ジェスチャー……………………78
思考…………………………………4
失構音……………………………21
失行性失書………………………41
失語症鑑別診断検査（老研版）…9
失語症語彙検査…………………53
失語症構文検査…………………49
失語性の失書……………………40
失文法………………………………2
シニフィアン………………………5
シニフィエ…………………………5
遮断除去法…………………… 101
熟字訓……………………………32
出力音韻辞書……………………20
出力語彙辞書……………………19
出力文字辞書……………………45
受動態………………… 50, 93
純音聴力検査……………………61
照合………………………………12
助詞のストラテジー……………51
新造語……………………………20
心像性………………… 85, 108
深層性失読………………………37
親密度………………… 82, 89

せ
選択………………………………12

そ
想起………………………………12
ソシュール…………………………5

た
代替コミュニケーション………78
大脳病理学…………………………1
単語の逆唱………………………40
単語の理解（聴覚提示）…………63

ち
逐字読み…………………………36
聴覚失認…………………………14

聴覚的理解 …………………………… 13
聴性脳幹反応 ………………………… 61
超皮質性感覚失語 ………… 35, 54, 56

つ
通常仮名表記語 ……………………… 33

て
ディープテスト ……………………… 61
手がかり漸減法 ……………………… 91
転置 …………………………………… 21
伝導失語 ……………………………… 21

と
統覚型視覚失認 ………………… 19, 65

な
内容語 ………………………………… 47

に
二重回路仮説 ………………………… 34
入力音韻辞書 ………………………… 14
入力語彙辞書 ………………………… 15
入力文字辞書 …………………… 29, 31
認知神経心理学 …………………… 2, 11

の
能動態 …………………………… 50, 93

は
配列 …………………………………… 12

拍削除 ………………………………… 40
パーシング …………………………… 48
発語失行 ……………………………… 21
発声のタイミング …………………… 91

ひ
非意味的語彙ルート ………………… 25
非可逆文 ………………………… 49, 88
非言語的記号 ………………………… 7
非言語的記号の decoding ………… 19
非語（無意味語）…………………… 25
非語彙的音韻ルート ………………… 22
表音文字 ……………………………… 28
描画 …………………………………… 78
表記妥当性 ……………… 37, 66, 83
表語文字 ……………………………… 28
標準失語症検査 ……………………… 9
表層性失読 ……………………… 35, 38
病巣論 ………………………………… 2

ふ
復唱 …………………………………… 22
ブローカ失語 ………………………… 77
文容認性判断検査 …………………… 68

へ
変換 …………………………………… 12

ほ
補文 …………………………………… 50
掘り下げ検査 ………………………… 61

ま
マッピング …………………………… 48

む
無意味語の復唱 ……………………… 40

も
文字／音韻変換規則 ………………… 30
文字照合 ……………………………… 29
文字／非文字弁別 …………………… 29
文字／非文字弁別検査 ……………… 65
文字弁別検査 ………………………… 64
モーラ数 ………………………… 90, 91
モーラ分解・抽出 …………………… 39

よ
読みの一貫性 ………………………… 104

る
類音的錯書 …………………………… 45
類義語判断検査（聴覚提示）……… 63

れ
連合型視覚失認 ……………………… 19

わ
ワーキング・メモリー ……………… 12

欧文索引

A
ABR …………………………………… 61
apperceptive visual agnosia ……… 19
apraxia of speech …………………… 21
associative visual agnosia ………… 19
auditory neuropathy ………………… 14

D
decoding ……………………………… 6
dysarthrie …………………………… 21

E
encoding ……………………………… 6

G
GPC rule ……………………………… 30
grapheme / phoneme conversion
  rule ………………………………… 30

M
mapping ……………………………… 48

P
parsing ……………………………… 48
PGC rule ……………………………… 40
phoneme/grapheme conversion
  rule ………………………………… 40
phonological deafness ……………… 15

phonological manipulation ………… 40

S
SALA 失語症検査 …………………… 53
SLTA ………………………………… 9

T
TLPA ………………………………… 53

W
WAB 失語症検査 …………………… 9
word deafness ……………………… 14
word form deafness …………… 16, 63
word meaning deafness …………… 17
word sound deafness ……………… 61

なるほど！失語症の評価と治療
検査結果の解釈から訓練法の立案まで

2010年6月30日	第1版第1刷発行
2010年12月25日	第2刷発行
2011年6月10日	第3刷発行
2012年1月20日	第4刷発行
2012年8月31日	第5刷発行
2014年2月20日	第6刷発行
2015年8月10日	第7刷発行
2017年1月20日	第8刷発行
2019年1月20日	第9刷発行
2021年1月20日	第10刷発行
2023年1月20日	第11刷発行
2025年1月20日	第12刷発行

編　著　小嶋知幸

執　筆　大塚裕一

　　　　宮木恵美

発行者　福村　直樹

発行所　金原出版株式会社

〒113-0034 東京都文京区湯島 2-31-14
電話　編集(03)3811-7162
　　　営業(03)3811-7184
FAX　　(03)3813-0288
振替口座　00120-4-151494
http://www.kanehara-shuppan.co.jp/

© 2010
検印省略
Printed in Japan

ISBN 978-4-307-75023-3　　印刷／教文堂　製本／教文堂

JCOPY ＜出版者著作権管理機構　委託出版物＞
本書の無断複製は著作権法上での例外を除き禁じられています。複製される場合は，そのつど事前に，出版者著作権管理機構（電話 03-5244-5088，FAX 03-5244-5089，e-mail：info@jcopy.or.jp）の許諾を得てください．

小社は捺印または貼付紙をもって定価を変更致しません．
乱丁，落丁のものはお買い上げ書店または小社にてお取り替え致します．

WEBアンケートにご協力ください
読者アンケート（所要時間約3分）にご協力いただいた方の中から抽選で毎月10名の方に図書カード1,000円分を贈呈いたします．
アンケート回答はこちらから ➡
https://forms.gle/U6Pa7JzJGfrvaDof8

失語症の基礎理論を臨床体験から
読み解き直してわかりやすく解説！

失語症の源流を訪ねて
言語聴覚士のカルテから

小嶋 知幸 著　武蔵野大学人間科学部人間科学科 教授
　　　　　　　市川高次脳機能障害相談室 主宰

失語症者の障害構造は決して一様ではない。個々の失語症者の障害メカニズムを適切に分析し，最新の知見に裏打ちされたオーダーメイドの機能回復訓練プランを提供することをめざす。とっつきにくい学説や理論を，著者自らの臨床体験を使ってわかりやすく読み解き直していく知的冒険の旅。19世紀のブローカ，ウェルニッケの「古典論」まで神経心理学の歴史をさかのぼり，そこから20世紀の「新古典主義」「ボストン分類」へ。最低限共通認識にしておきたい基礎知識をこの1冊で習得できる。

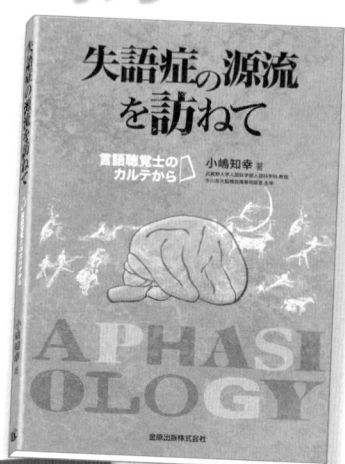

主な内容

Ⅰ 神経心理学前史鳥瞰
1. 古代から中世　2. ルネサンスから18世紀
3. 19世紀前半 ―ブローカ前夜（～1861年）

Ⅱ 失語学の開花 ―古典論の成立（1861年～）
1. ブローカ ―大脳局在論の確立
2. ウェルニッケ ―古典的言語情報処理モデルの構築
3. イギリス神経心理学の系譜
4. ポスト・ウェルニッケ ―19世紀末の議論と発展

Ⅲ ことばのメカニズムと失語症状
1. 聴く（聴覚的理解）　2. 話す（呼称）　3. 話す（復唱）　4. 読む（読解）
5. 読む（音読）　6. 書く（書称）　7. 書く（書取）　8. 文の処理

Ⅳ 日本の古典論 ―大橋失語学の源流
1. ブローカ失語 ―文法中枢の謎　2. ウェルニッケ失語 ―失語の中の失語？　3. 伝導失語 ―復唱障害再考
4. 健忘失語 ―失語症記憶障害説再考　5.「超皮質性」失語 ―言語知性論再考　6. 純粋型

Ⅴ 脳がことばを取り戻すとき ―失語症回復への長い道のり
1. 発病からの時期に応じた失語症回復の脳内メカニズム　2. 失語症の長期回復に寄与する脳部位について
3. 失語症の伴走者として ―小児失語の長期にわたる回復経過に学ぶ

読者対象　言語聴覚士，神経内科医，精神・神経科医，リハビリテーション医，言語学・神経心理学に関心のある方

◆B5判　152頁　70図　　◆定価（本体3,500円+税）　ISBN978-4-307-75039-4

2014・6

金原出版
〒113-8687 東京都文京区湯島2-31-14　TEL03-3811-7184（営業部直通）FAX03-3813-0288
本の詳細，ご注文等はこちらから　http://www.kanehara-shuppan.co.jp/

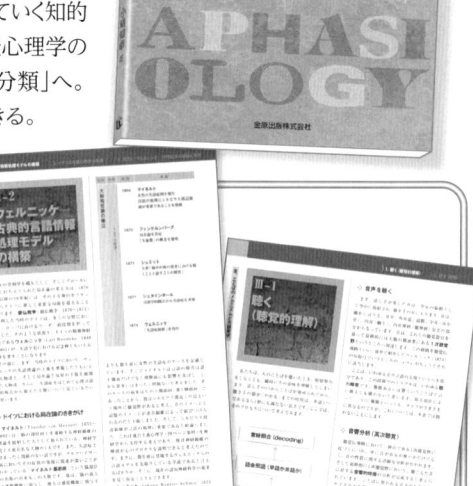